Kristin Adamaszek

Tanzen in der Schwangerschaft

Kristin Adamaszek

Tanzen in der Schwangerschaft

Natürlich fit für die Geburt

Ravensburger Ratgeber im Urania Verlag

Zum Thema bereits erschienen:
Lisa Fehrenbach: Die Geburt. ISBN 3-332-01129-4
Peter Walker: Babymassage. Glücksmomente für Ihr Baby.
ISBN 3-332-01293-2
Jeanette Stark-Städele: Unser Baby im ersten Jahr.
ISBN 3-332-01252-5
Renate Csellich-Ruso: Die schönsten Bewegungsspiele für
Kinder von 0 – 5. ISBN 3-332-01250-9
Heike Baum: Das richtige Spielzeug für die ersten 5 Jahre.
ISBN 3-332-01249-5

Die Autorin: Kristin Adamaszek ist Diplom-Psychologin
und Hebamme mit jahrzehntelanger Erfahrung im
In- und außereuropäischen Ausland. Seit 1989 beschäftigt sie sich mit Tanz- und Körpertherapie, seit mehr als
zehn Jahren betreut sie in ihrer psychologischen Praxis
in Bremen Schwangere in Tanzkursen und gibt Fort-
bildungskurse für Hebammen, die mit Tanzen in der
Schwangerschaft, während der Geburt und in der
Rückbildungsphase arbeiten wollen.

Die Deutsche Bibliothek – CIP-Einheitsaufnahme
Ein Titeldatensatz für diese Publikation ist bei
Der Deutschen Bibliothek erhältlich.

Die Schreibweise entspricht den Regeln der neuen
Rechtschreibung.

www.dornier-verlage.de
www.urania-verlag.de

1. Auflage März 2002
© Urania Verlag Berlin
Der Urania Verlag ist ein Unternehmen der Verlagsgruppe
Dornier.
Umschlaggestaltung: Behrend & Buchholz, Hamburg
Titelfoto: Daniela Incoronato, Berlin
Fotos: Tristan Vankann (S. 8, 12, 14, 18, 27, 35, 38, 43, 80, 87),
Nicolai Wolff, Hartmut Brockmann, Irmgard Fichtner
Redaktion: Gisela Buddée
Layout: Berliner Buchwerkstatt, Claudia Maas
Gesamtherstellung: Urania Verlag Berlin
Printed in Slovakia

ISBN 3-332-01301-7

Inhalt

Vor etwa zwanzig Jahren war ich mit meinem zweiten Kind schwanger. Ich hatte mir ein Klavier gekauft und mein altes Hobby Klavier spielen wieder aufgenommen. Beim Spielen hatte ich das Gefühl, dass der in mir wachsende Sohn es genoss. Und ich spürte, wie entspannend die Beschäftigung mit Musik neben der anstrengenden Arbeit als Hebamme und Mutter einer kleinen Tochter war. Ich stellte mir damals vor, dass ich zu Chopins Walzern gebären würde. Am Tag der Geburt meines Sohnes aber ging alles so rasch, dass es gar nicht dazu kam. Doch die angenehme Vorstellung von einer Geburt zu dieser Musik hatte mich durch die Schwangerschaft getragen und die Geburt in meiner Erwartung zu einem Fest gemacht. Ich bin sicher, dass diese angenehmen Gedanken mit dazu beitrugen, dass mein Sohn trotz seiner Größe so gut auf die Welt kam und die Geburt ein zwar anstrengendes, aber wunderbares Erlebnis wurde.

Zwei Jahre später lebte ich mit meiner Familie im Jemen und arbeitete dort als Hebamme in den Bergen. Wieder war ich schwanger und diesmal entdeckte ich das Tanzen. Die jemenitischen Frauen zeigten mir den orientalischen Tanz. Mein ganzer Körper genoss die Wirkungen dieses Tanzes. Bei der Geburt meiner Tochter tanzte ich in der ersten Phase nach rockiger Musik. Und es tat so gut!

In diesen Jahren begleitete ich viele Frauen, die während der Geburt in den lockernden Beckenbewegungen des orientalischen Tanzes Unterstützung fanden. Wieder zurück in Deutschland, beschloss ich, mich gründlicher damit zu beschäftigen. Ich fand bei meinen Entdeckungsreisen durch verschiedene Tanzrichtungen überall Schätze, wie für Schwangere, Gebärende und Frauen nach Geburten gemacht.

Seit Beginn der neunziger Jahre bot ich Tanzen für Schwangere statt der üblichen Schwangerschaftsgymnastik an. Von Anfang an war klar, dass das Tanzen vielen Frauen nicht allein während der Schwangerschaft gut tat sondern auch die ideale Geburtsvorbereitung für sie war. Bald tanzten auch Frauen nach Geburten mit mir, Frauen im Wochenbett und in den Rückbildungskursen. Tanz bot auch die Möglichkeit, Spaß und Nutzen miteinander zu verbinden. Die Babys zeigten schnell, dass sie teilhaben wollten. So manches schreiende Kind konnte mit Tanzen beruhigt werden.

Im Laufe der Jahre ist aus der ersten Idee damals im Jemen die Erkenntnis geworden, dass Tanzen zu der ganzen Lebensphase von der Schwangerschaft bis zum Leben mit dem Baby gehört. Welche Möglichkeiten der Tanz Ihnen gerade dann bietet, das finden Sie in diesem Buch.

Ohne die Erfahrungen mit meinen eigenen drei Kindern wäre ich wohl nicht auf die Idee mit dem Tanzen gekommen. Deshalb gilt mein erster Dank ihnen, dafür, dass sie da sind und so sind, wie sie sind. Alle Frauen, Männer und Kinder, mit denen ich in den letzten elf Jahren getanzt habe und Erfahrungen sammeln durfte, haben dieses Buch erst ermöglicht.

Einleitung:

Warum Tanzen in der Schwangerschaft?

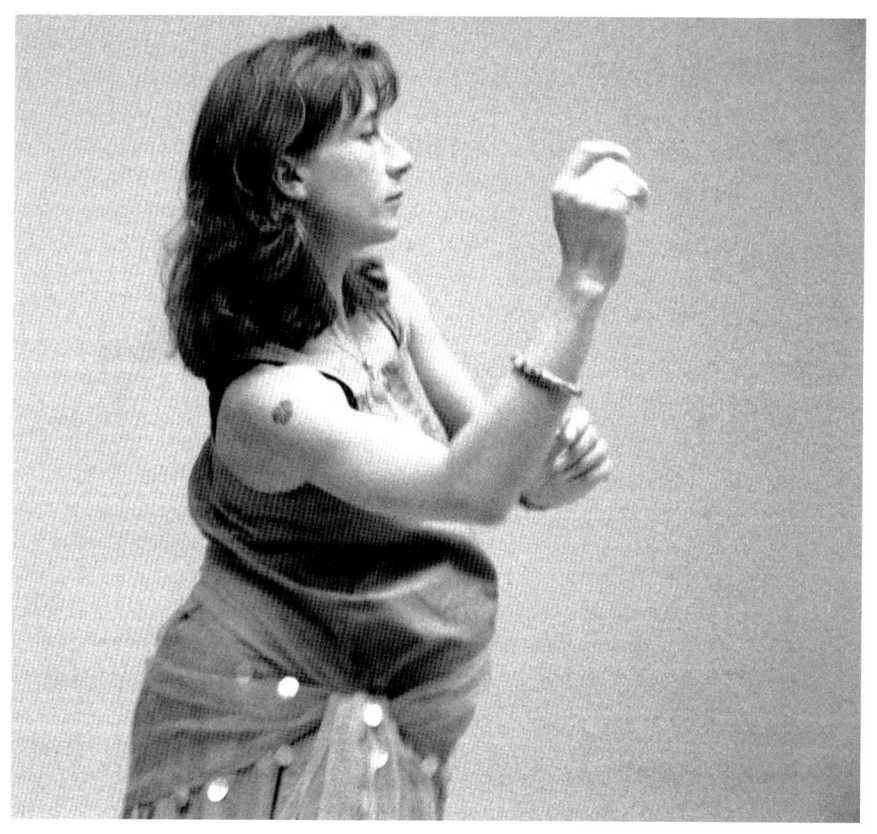

Bevor ich beginne, Ihnen ganz praktische Anregungen zum Tanzen zu geben, stelle ich einige grundsätzliche Elemente des Tanzens vor. Dieses Kapitel verdeutlicht Ihnen, dass Tanzen eine Aktivität ist, die sehr viele Verbindungen zu Ihrem derzeitigen Leben hat. Es zeigt Ihnen, dass Sie aus dem Tanzen gerade jetzt unendlich viel für sich gewinnen können und warum es Ihnen gerade jetzt so gut tut.

Tanzen als festliches Ritual

Tanzen ist seit jeher fundamentaler Bestandteil des Lebens

Tanzen hat immer besondere Situationen begleitet, zu denen auch Schwangerschaft, Geburt, Wochenbett und die erste Zeit des neuen Erdenbürgers zählten. Tanz war religiöses Ritual, das das Bedürfnis der Menschen ausdrückte, sich mit den Mächten des Kosmos zu verbinden und sich den Kräften des Universums anzuschließen. Früher tanzten Menschen für gnädige Naturgewalten, gutes Gelingen der Geburten, Gesundheit der Mutter und gutes Gedeihen des Babys. Tanz war fundamentaler Bestandteil des Lebens. Tanz war festliches Ritual, das die Übergänge von einer Lebensphase zur anderen begleitete.

Tanzen bringt festliche Stimmung

Heute gibt es in dieser Phase andere „Rituale": Arztbesuche, das erste Ultraschallbild, Kreißsaalbesichtigung, Geburtsvorbereitungskurs während der Schwangerschaft. Anmeldung beim Standesamt nach der Geburt und Ämtergänge ersetzen oft das christliche Ritual der Taufe.

Viele dieser neuen Rituale besitzen nicht den festlichen Charakter der alten. Sie sind eher Spiegel unserer Lebensweise, geprägt vom raschen technischen Fortschritt, dem Verschwinden vieler Traditionen und dem Verlust des engen Zusammenhalts in Familien. Sicher passt manches Alte heute nicht mehr in die Zeit. Tanzen allerdings ist ein uraltes Ritual, dass alle Zeiten überlebt hat! Immer noch und immer wieder tanzen Menschen gerne zu allen möglichen Anlässen. Es gibt wohl kaum einen Erwachsenen, der noch nie in seinem Leben getanzt hat! Dieses Buch zeigt Ihnen, wie Sie Tanzen während der ganzen Lebensphase von Ihrer Schwangerschaft bis in das Säuglingsalter Ihres Kindes in die Gestaltung Ihres Lebens aufnehmen können. Tanzen begleitet Sie als festliches Ritual. Dieses Ritual können Sie auf ganz unterschiedlich Weise begehen. Sie können dafür ein ganz besonderes Ambiente schaffen, zu Hause Ihre Wohnung in einen festlichen Tanzraum verwandeln, mit Musik, Licht und allem, was für Sie dazu gehört. Und dann können Sie ganz für sich, zu zweit oder mit Freunden das Tanzen genießen. Sie können zu Tanzgelegenheiten gehen und sich dort von der Stimmung mitnehmen lassen. Von der Party über die Disko, vom Tanzkurs bis zum Ball gibt es viele Möglichkeiten. Sie können auch dort, wo Sie gerade sind und ohne jegliche Vorbereitung einfach lostanzen: bei der Arbeit in der Pause, beim Abwasch, beim Spazieren gehen, im Supermarkt, beim Telefonieren. Sie können sich anstiften lassen von der Musik, die Sie gerade hören oder extra Musik für Ihren Tanz zusammenstellen. Sie können zum eigenen Ohrwurm tanzen oder Ihren Tanz mit eigenem Gesang begleiten. Sie können aus Ihrem

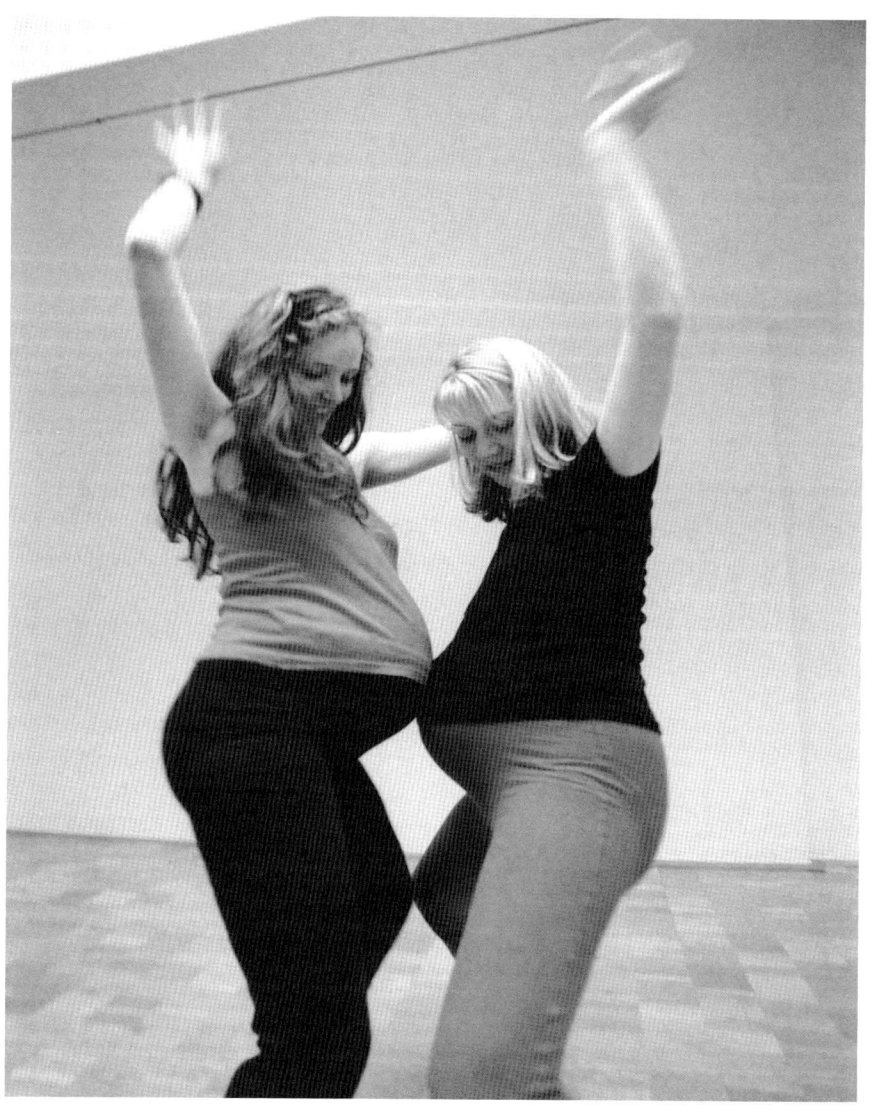

Tanzritual eine regelmäßige Einrichtung machen. Und Sie können sich entscheiden, dafür Gelegenheiten, die sich bieten, auszunützen.

Festhalten und loslassen im Tanz

Sie befinden sich in einer Lebensphase, die von Ihnen festhalten und loslassen auf viele Arten fordert. Sie sind damit auf allen Ebenen beschäftigt, körperlich, geistig wie auch gefühlsmäßig. Schwanger sein bedeutet die enorme Fähigkeit zum Halten. Der Körper trägt und behütet das Baby in der schützenden Gebärmutter so lange, bis es Zeit ist herauszukommen. Andererseits lassen Sie mit dem neuen Kind schon in der Schwangerschaft alte Gewohnheiten, die eingespielte Lebensweise los. Und gerade die Geburt ist ein gewaltiger Akt des Loslassens. Sie entlassen Ihr Kind in diese Welt. Wenn das Baby dann da ist, fordert es Sie vom ersten Tag an auch heraus, sich von Erwartungen an das Kind zu lösen, es beim Wachsen und Reifen zu begleiten, um letztlich sein Leben unabhängig von Ihnen zu gestalten. Gleichzeitig bedeutet Elternsein besonders am Anfang, in jeder Beziehung zu halten und zu tragen. Und auch im weiteren Verlauf der Kindheit ist Elternsein der Balanceakt zwischen loslassen, wo es sinnvoll ist, und gleichzeitig Geborgenheit und Sicherheit geben.

Tanzen kann Sie in diesem Wechselspiel von festhalten und loslassen begleiten. Alle seine Qualitäten vom Bewegungsfluss bis zum Verharren können im Tanz erlebt werden. Als Tänzer bewegen Sie sich frei durch den Raum, geben sich dem Fluss der Bewegungen in Schwingungen mit Stopps und Weiterbewegen hin, so, wie Sie es gerade möchten. Je nach Bedürfnis können Sie mit Tanzen Ihren Körper in die eine oder andere Richtung verstärken. Um festhalten und loslassen in unterschiedlichen Facetten geht es im gesamten Buch.

Entspannen und Kraft schöpfen

Entspannen Sie und schöpfen Sie Kraft mit Tanz

Das Schöne ist, dass Sie sich im Tanzen wunderbar entspannen und andererseits auch wieder Kraft tanken können. Je nach Musik und Rhythmus bringt Tanzen Sie in sanfte zufriedene Stimmung oder in ausgelassene Lebendigkeit. Beides, Kraft und Entspannung, ist während der Schwangerschaft, bei der Geburt und danach sowie im Leben mit dem Kind wichtig. Lassen Sie sich von den Ideen dieses Buches in die eine oder andere Richtung bewegen, welche Sie gerade brauchen.

Kreative Leichtigkeit und ordnende Sicherheit

Manchmal ist es schön sich leicht zu fühlen

Tanzen kann lockere Leichtigkeit, aber auch ein tiefes Gefühl von innerer Ordnung schenken. Sie können sich alle Ruhe und Klarheit ertanzen, die Sie jetzt brauchen. Sie können spüren, dass der Boden Sie trägt, dass Sie sicheren Halt haben und Ihre festen Schritte auf dem Boden bewusst genießen. Aber genauso ist es möglich im Tanzen abzuheben, Schwerelosigkeit zu empfinden und innere Leichtigkeit zuzulassen. Beide Elemente sind wichtig für die Zeit der Schwangerschaft, der Geburt und danach. Als Schwangere und beim Gebären brauchen Sie den Boden unter den Füßen. Als Mutter oder Vater ermöglicht Ihnen die eigene innere Klarheit, Ihrem Baby die Sicherheit zu geben, die es zum Gedeihen notwenig braucht.

Rhythmus

Tanzen gibt Ihnen Rhythmus

Für das Wohlbefinden ist es wichtig, sich „intakt" zu fühlen. Mit sich im Einklang sein ist ein Zustand des inneren rhythmischen Gleichgewichts. Dieses angenehme Gefühl der Ausgewogenheit kann durch den Rhythmus, den Sie hören, herbeigeführt, unterstützt, aber auch gestört werden. Wie Musik auf Sie wirkt, hängt ganz wesentlich von Ihrem eigenen Rhythmus ab. Pulsierend treibt er uns wie der Herzschlag, schwingend wiegt er uns wie ein Walzer. Der Rhythmus der Musik, die Sie hören, beeinflusst Ihre unbewussten körperlichen Vorgänge. Rhythmus wirkt auf den Herzschlag, die Atemfrequenz, den Stoffwechsel. Jeder wahrgenomme Rhythmus wirkt auch auf Ihre Psyche, die Gefühle. Er ruft Erinnerungen, Assoziationen in Ihnen wach.

Während der Schwangerschaft findet ein bedeutender Wandel in den rhythmischen Vorgängen des Körpers statt. Zum Beispiel werden Puls und Atem rhythmus meist schneller, die inneren Organe verändern ihren Funktionsrhythmus. Aber auch das Schlafbedürfnis und der Rhythmus, in dem Sie aktiv bzw. eher zurückgezogen sein möchten, verändern sich deutlich. Während der Geburt bestimmen dann die Wehen mit wellenartigem Rhythmus das Geschehen. Und nach der Geburt steht Ihr Leben zunächst ganz unter dem Einfluss vom Trink- und Schlafrhythmus des Babys, bis Sie einen gemeinsamen neuen Rhythmus gefunden haben. Mutter oder Vater zu werden ist eine Zeit, in der Sie auch den grundlegenden Lebensrhythmus von Werden und Vergehen deutlich erleben.

Tanzen ohne Rhythmus geht nicht. Tanzen ist Bewegung im Rhythmus, manchmal mit verschiedenen Rhythmen in unterschiedlichen Körperteilen. Wenn Sie tanzen, geben Sie sich Zeit und Raum, Rhythmus zu erleben. Der Körper bewegt sich im Rhythmus der Musik. Sie spüren, welcher Rhythmus zu Ihnen passt, welchen Sie gerade jetzt für Ihr Wohlbefinden brauchen. Sie kommen in Ihren Rhythmus. Wenn Sie mit Tanzen in einen angenehmen Rhythmus der Bewegungen kommen, erleichtern Sie sich das Einlassen in die rhythmischen Vorgange von Schwangerschaft und Geburt und Wochenbett. Es bringt Sie gleichzeitig Ihrem inneren Gleichgewicht näher.

Atmung

Tanzen fördert den Atemfluss

Leben ist Atmen. Einatmen und ausatmen geschehen in ständigem Wechsel, meist ohne unsere bewusste Aufmerksamkeit. Atemrhythmus und Tiefe der Atmung sind bei jedem Menschen anders, aber auch von unterschiedlichen Situationen und Stimmungen abhängig. Die Luft anhalten vor Schreck oder erleichtert ausatmen sind nur zwei Beispiele dafür, wie momentane Gefühle das Atmen bestimmen. Tanzen beeinflusst Ihre Atmung stark. Die Sauerstoffaufnahme wird durch die Bewegung unterstützt. Beim Tanzen vergrößern Sie die inneren Atemräume. Mit dem Bewegungsfluss im Tanzen kommt auch der Atem ins Fließen. Kurzatmigkeit und das Gefühl, keine Luft zu bekommen, vergehen. Im Tanzen machen Sie wichtige Erfahrungen mit Ihrem Atem, so dass Sie Ihren Atemfluss in Situationen, in denen Sie sonst vielleicht die Luft angehalten hätten, nützen können.

Während der Schwangerschaft und beim Gebären hat Atmen noch eine besondere Bedeutung. In der Schwangerschaft atmen Sie für zwei. Bei der Geburt hilft der Atemfluss beim Erleben und Nutzen der Wehen. Nach der Geburt, im Wiederfinden des eigenen Körpers, füllen Sie durch Atmen Ihren Körper neu mit Eigenleben. Für das Baby ist das Atmen neben der Nahrungsaufnahme und der Verdauung eine ganz neue Erfahrung nach der Geburt. In allen Kapiteln weise ich Sie auf Ihre Atmung hin, denn ein angenehmer Atemfluss steigert die guten Wirkungen des Tanzens wesentlich.

Singen und Tanzen

Singen lockert und befreit

Das Singen gehörte in früherer Zeit zum täglichen Leben aller Menschen, ob bei der Arbeit oder der Verrichtung religiöser Rituale. Singen und Tanzen gehörten zusammen. Menschen tanzten während sie sangen und gaben sich dadurch die musikalische Begleitung zu Ihrem Tanz. Bei Gruppentänzen gab der gemeinsame Gesang den Takt vor. Heute hören wir geübte Sänger von Schallplatten und CDs, und technische Möglichkeiten lassen ihre Stimmen besonders brillant klingen. Dagegen erscheinen uns die eigenen Versuche kläglich. Viele erwachsene Menschen singen überhaupt nicht mehr.

Spätestens mit der Geburt Ihres ersten Kindes wird das Singen wieder in Ihr Leben Einzug halten. Gesang beruhigt Kinder, nicht ohne Grund werden Schlaflieder von einer Elterngeneration zur nächsten weiter gegeben. Kinder singen viel. Sie begleiten ihr Spiel mit Gesang. Sie bringen Kinderlieder aus dem Kindergarten und der Schule nach Hause. Als Mutter werden Sie mit Ihrem Kind singen, dafür sorgt Ihr Kind wahrscheinlich.

Singen hat eine befreiende Wirkung. Singen löst angestaute und weckt verborgene Energien. Singen regt die Atmung an. Der Atemfluss wird gefördert, die Atmung wird intensiviert. Singen lockert Verspannungen. Vor allem in den Kiefergelenken und im Mundbereich löst Singen Verkrampfungen, die sich auf den gesamten Körper, zum Beispiel auch auf die Beckenbodenmuskulatur, auswirken. Singen ist die Möglichkeit, Körper, Geist und Seele ohne Anstrengung für den Körper in Schwingungen zu bringen. Wenn Sie Tanzen mit Singen kombinieren, erschließen Sie sich beider gute Wirkungen.

Haltung

Immer wieder ist es für mich faszinierend zu sehen, wie sich bei Menschen, die gerade noch zusammengesunken und mit krummem Rücken vor mir standen, in dem Moment, wenn die Musik erklingt und sie lostanzen, die gesamte

Körperhaltung verändert. Wie durch die Bewegung im Tanz die Elastizität der Wirbelsäule und die Beweglichkeit des Beckens plötzlich vorhanden ist. Die Wirkung des Tanzes auf die Körperhaltung ist ein weiterer wichtiger Grund, weshalb Sie jetzt tanzen sollten. Denn so, wie viele Beschwerden in der Schwangerschaft von Fehlhaltungen kommen, so verschwinden viele auch durch die Änderung der Körperhaltung im Tanz. Auch beim Gebären ist die Körperhaltung von Bedeutung. Für jede Gebärende ist es ganz wichtig, dass sie sich in einer angenehmen, die Geburt unterstützenden Haltung befindet. Durch ein extremes Hohlkreuz zum Beispiel kann die Geburt erschwert werden. Und nach der Geburt ist die Haltung ein ganz wesentlicher Aspekt für das Wiederfinden eines guten Körpergefühls.

Wohlbefinden im Tanzen

Entscheidend bei Ihrem Tanz ist allein, dass Sie sich wohlfühlen. Als Schwangere tragen Sie mit dem Baby auch immer die Sorge, dass es dem kleinen unsichtbaren Wesen in Ihnen gut geht. Wenn Sie Ihr eigenes Wohlbefinden als Richtschnur nehmen, sorgen Sie dafür, dass der Tanz Ihnen gut tun wird und Sie können sicher sein, dass er auch dem Kind gut tut. Sie merken selbst am allerbesten, wann Sie tanzen möchten und wie lange und welche Bewegungen die richtigen sind, wie schnell oder langsam, heftig oder gemäßigt es für Sie sein soll. So wie sie während der Schwangerschaft auf diese Weise für sich und das Baby sorgen, tun Sie es auch in der Zeit der Geburt und danach. Die Vorschläge in diesem Buch sind insofern Anregungen, Neues zu entdecken. Mit dem Buch breitet sich vor Ihnen ein Teppich voller Ideen aus, die meinen eigenen Erfahrungen als Frau und als Begleiterin tausender Frauen entsprechen. Sie selbst entscheiden aber für sich, was das jeweils Richtige für Sie selbst ist.

Tanzen ist viel mehr als körperliche Betätigung. Sie merken beim Tanzen, dass sich Körper, Geist und Seele gegenseitig beeinflussen. Wenn Sie tanzen, tun Sie nicht nur etwas für das Wohlergehen Ihres Körpers. Tanzen erfasst Sie ganz! Jede körperliche Bewegung geht mit Gefühlen und Gedanken einher. Die eine wirkt beruhigend, Sie werden schläfrig oder fühlen sich ganz gelassen. Andere Bewegungen regen Sie an, Sie werden putzmunter oder strotzen vor Tatendrang. Aber auch die Gedanken und Gefühle, die beim Tanzen, durch Musik oder Rhythmus entstehen, wirken sich positiv auf Ihr Körperbefinden aus.

Tanzen wird hier als lustvolle Möglichkeit vorgestellt, die Lebensperiode um die Geburt herum physisch und psychisch zu unterstützen. Tanzen fördert Wohlbefinden und Gesundheit jenseits von medizinischen Möglichkeiten. Tanzen wirkt sowohl auf den Geist und die Gefühle als auch auf die körperliche Befindlichkeit in jeder Lebensperiode. Deshalb lässt es auch oft Beschwerden vergehen oder lindert sie mindestens.

Es geht nicht darum, dass Sie jetzt etwas ganz Neues, ein Tanzarrangement für diese Zeit lernen. Aber ist es dann nötig, so viele Worte darum zu machen? Hat nicht jeder Erwachsene schon einmal getanzt? Ich habe immer wieder festge-

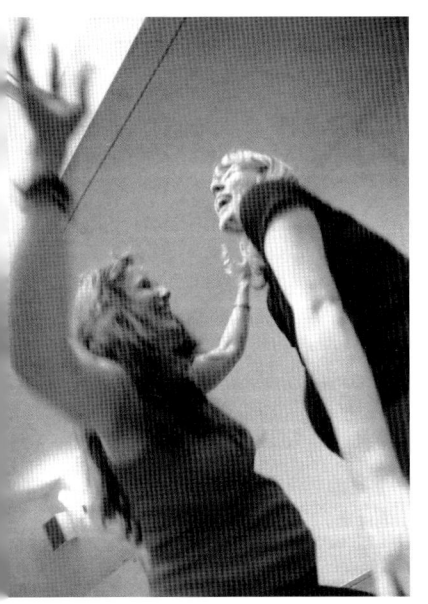

Jeder Erwachsene hat schon getanzt!

stellt, dass das Tanzen bei all den vielen Veränderungen des Lebens in dieser Zeit oft ganz vergessen wurde. Dass der Ernst des Lebens, die neuen Aufgaben und Eindrücke diese alte Freude an die Seite drängten. Deshalb besteht dieses Buch zum Teil daraus, Ihnen Lust auf Ihre Entdeckungen im Tanz gerade jetzt zu machen. Ihnen als Frau, die Mutter, als Mann, der Vater wird, gesammelte Ideen zu präsentieren, die Ihnen Lust machen, auf Ihre Weise wirklich loszutanzen. Auch mit dem Baby, das auch schon große Freude am Tanzen haben kann.

Tanzen in dieser Lebensphase ist von speziellen Bedürfnissen bestimmt

Tanzen in dieser Lebensphase ist aber auch so besonders und oft anders, so wie es diese ganze Lebensphase ist. Frauen, die schwanger sind, gebären und sich danach wiederfinden, haben besondere Bedürfnisse. Das bringt die Frage mit sich: Was darf ich, was kann ich tun? Und was steckt an Möglichkeiten im Tanzen, dass es gerade jetzt so besonders gut tut? Wie wirkt es auf Becken, Beckenboden, Wirbelsäule, Bauch und Oberkörper? Antworten finden Sie in den Kapiteln zu Schwangerschaft, Geburt und Neufindungszeit.

Musik zum Tanzen

Finden Sie die Musik, die jetzt zu Ihrem Tanz passt

Musik und Tanz sind zeitüberdauernde Kulturschöpfungen. Die Tänze und die Musik einer Gesellschaft werden von einer Generation zur anderen weiter gegeben. Haben Sie einen Tanzkurs gemacht und sich mit Walzer, Foxtrott und anderen Standardtänzen abgegeben? Dann haben Sie Tänze und die dazugehörigen Musikformen kennen gelernt, die schon Ihre Eltern und Großeltern gelernt haben. Vielleicht ist das eine oder andere jetzt auch für Sie zum Tanzen geeignet. Wenn Sie Liebhaberin klassischer Musik sind, werden Ihnen sicherlich einige Stücke einfallen, die Sie zum Tanzen inspirieren. Jede Generation schafft ihre eigenen Tänze und Musikrichtungen und weltweite Vernetzung macht es heute möglich, auch Musik und Tänze aus ganz anderen Kulturen kennen zu lernen. In jeder größeren Stadt können Sie Tango, Samba, Salsa, afrikanischen Tanz und vieles mehr lernen.

Die Musikideen dieses Buches sind eine bunte Mischung aus allen Bereichen. Sie geben meine Erfahrungen wieder, zu welcher Musik es sich in der Lebensphase des Kinderkriegens gut tanzen lässt. Natürlich spiegeln sie auch meinen persönlichen Geschmack wieder wie auch den der vielen Frauen und Männer, die in den letzten zehn Jahren mit mir getanzt haben. Am Ende des Buches finden Sie eine Musikliste, aus der Sie sich bedienen können. Sie soll auch Anregung sein, selbst auf die Suche nach der für Sie passenden Musikauswahl zu gehen.

Acht Einladungen zum Tanzen

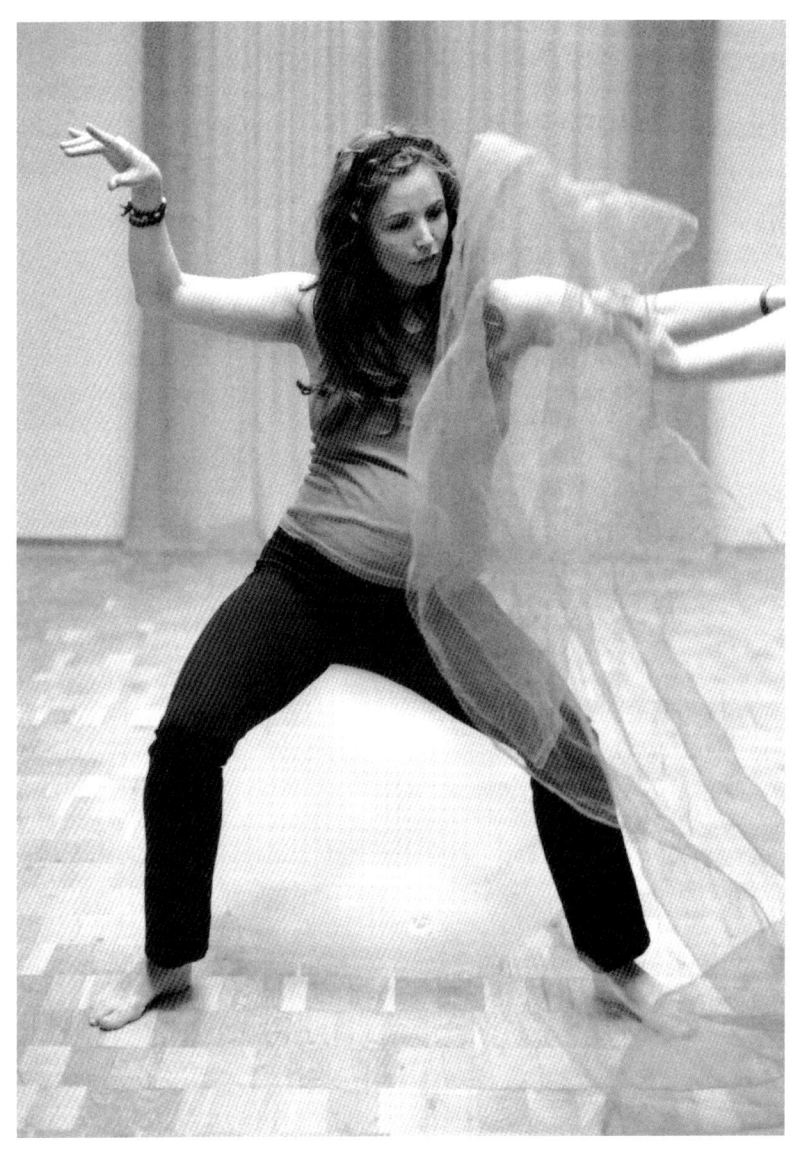

Jede Schwangere ist ihre eigene Expertin!

*Als Schwangere wissen
Sie selbst am besten, was
Ihnen gut tut*

In der Schwangerschaft zu tanzen ist eine Reise in Bekanntes, aber auch in neue Erlebnisse mit dem Körper, dem Befinden, den Stimmungen, dem Geschmack. Vielleicht bemerken Sie, dass sich Ihr Musik- und auch Bewegungsgeschmack während der Schwangerschaft verändert? Tanzen Sie so, dass Sie sich wohlfühlen. Lassen Sie sich von Ihrem Wohlbefinden leiten. Gut ist der Tanz, bei dem es Ihnen gut geht. Als Schwangere wissen Sie selbst am besten, was Ihnen gut tut. Vertrauen Sie bei Ihren Bewegungen Ihrem Gespür. Tanzen Sie in einem für Sie angenehmen Tempo, wählen Sie sich einen Rhythmus, der Ihnen Spaß macht. Nehmen Sie Musik, die Ihnen gefällt und die zu ihrer jeweilige Stimmung passt. Dies ist die beste Garantie dafür, dass der Tanz Ihnen und dem Baby gut tun wird.

Atmen und Tanzen in der Schwangerschaft

*Tanzen in der Schwangerschaft
erleichtert den Atemfluss*

Schwangere atmen tatsächlich für zwei! Sie benötigen mehr Sauerstoff zur Durchblutung Ihres größer werdenden Leibes, für die Mehrarbeit der Organe, für das Baby. Sie atmen Sauerstoff für Ihr Baby mit ein und schicken ihn durch das Blut zum Mutterkuchen. Das Kind erhält den Sauerstoff über die Nabelschnur und schickt die Abfallprodukte wieder zurück zur Plazenta. Sie nehmen sie auf und atmen sie mit Ihrem Ausatmen wieder aus.

Schwangere fühlen sich manchmal kurzatmig oder bemerken, dass sie schneller atmen als vorher und leichter „aus der Puste" kommen. Tanzen, Bewegung bringt den Körper in Schwung. Die Bewegungen fließen und dabei wird auch das Atmen gefördert. Lassen Sie den Atem fließen. Wie von selbst schwingt der Körper leicht und gelassen im stetigen Wechselspiel von einatmen und ausatmen.

Sie werden wahrscheinlich merken, dass das Atmen Ihnen beim Tanzen viel leichter fällt als bei anderen Bewegungen, zum Beispiel beim Treppensteigen. Das liegt daran, dass Tanzen eine lockernde Art der Bewegung ist, durch die Sie Ihren inneren Atemraum besser nutzen.

Wenn Sie zwischendurch innehalten, kleine Pausen machen, können Sie die gute Wirkung des Tanzens auf das Atmen noch verstärken, indem Sie ein paar tiefe Züge in Ihren Bauch atmen, zum Kind hin oder sogar noch tiefer in das Becken hinein. Wahrscheinlich werden Sie merken, dass das Tanzen mit der Zeit diese tiefe Bauchatmung verstärkt. Eine gute Vorbereitung auf das Atmen während der Geburt!

Der Raum, in dem Sie tanzen, sollte genügend und frische Luft haben, die einzuatmen angenehm ist. Vielleicht möchten Sie beim Atmen Ihre Stimme mit herauslassen, gähnen, seufzen, tönen, singen? All dies unterstützt den Atemfluss, vertieft das Atmen und kann für Sie und das in Ihnen wachsende Kind nur gut sein.

Singen in der Schwangerschaft

Ihr Baby liebt Ihre Stimme schon jetzt!

Ihr Körper als Resonanzkasten hat während der Schwangerschaft eine ganz neue Bedeutung. Denn Ihr Baby hört nicht nur die Geräusche in Ihrem Körper, sondern auch Ihre Stimme und die Geräusche um Sie herum. Singen Sie, wann immer Ihnen danach ist – auch bei Ihrem Tanz! Laut und leise. Hoch und tief. Schrill und harmonisch. Trauen Sie Ihrer Stimme! Das Kind in Ihnen liebt Ihre Stimme schon jetzt so, wie sie ist! Singen wie auch tanzen ist eine schöne Angewohnheit, die das Leben mit dem Baby über die Geburt hinaus leichter machen kann. Immer wieder beschreiben Frauen, dass sie mit den Liedern, die sie während der Schwangerschaft gesungen haben, das Kind nach der Geburt beruhigen konnten. Probieren Sie aus, wie Ihr Kind auf die Lieder, die Sie gern singen, jetzt im Mutterleib reagiert.

Den Tanz in Ruhe beenden

Gönnen Sie sich nach dem Tanzen noch Zeit zum Ausklingen

Wie lange Ihr Tanz dauert, entscheiden Sie selbst. Die meisten Schwangeren tanzen zwischen fünfzehn und fünfzig Minuten. Nach jedem Musikstück empfehle ich Ihnen eine Pause zum Atmen und Nachspüren. Dann merken Sie, ob Sie noch weiter tanzen möchten und wenn ja, zu welcher Musik und in welchem Tempo. Auf diese Art verstärken Sie den Genuss des Tanzens und sorgen dafür, dass Sie das passende Maß für sich finden.

Tanzen ist eine Zeit der Besinnung auf sich selbst und auf das Baby, das in Ihnen wächst. Es ist auch eine Stärkung Ihres inneren Kontaktes zum Baby. Beenden Sie Ihren Tanz mit einer Ruhephase. Lassen Sie die angenehmen Gefühle, die während des Tanzes entstanden sind, noch nachklingen. Vielleicht gehen Sie dabei noch durch den Raum. Vielleicht gönnen Sie sich eine Weile im Liegen oder Sitzen. Mit dem Atem hallt der Tanz nach. Sie merken, wie Sie sich jetzt nach dem Tanz fühlen. Sie spüren Ihren Körper die Wirbelsäule entlang in das Becken und in den Bauch hinein. Sie nehmen wahr, wie sich die Körperteile jetzt anfühlen, die vorher Beschwerden gemacht haben. Sie spüren, wie das Baby auf Ihren gemeinsamen Tanz reagiert. Atmen Sie tief in den Bauch zum Baby, genießen Sie die Ruhe, einfach nur mit sich und dem Kind zu sein. Vielleicht gelingt es Ihnen, die angenehmen Gefühle, die im Tanz entstanden sind, noch zu bewahren, auch wenn Sie jetzt wieder in den Alltag zurückkehren. Tanzen Sie während der Schwangerschaft so häufig, wie es Ihnen wohl tut.

Acht Einladungen zum Tanz in der Schwangerschaft

Im Folgenden lade ich Sie acht Mal zum Tanzen ein. Diese Einladungen sind für Ihren ganz persönlichen Tanz mit dem Baby in Ihrem Leib geschrieben. Und Sie sollen Sie zu Bewegungen anregen, die Sie immer dann, wenn Ihnen nach Tanzen zumute ist, zu Hause oder auch bei Tanzgelegenheiten genießen können. Es sind zum Teil Einladungen zu tänzerischen Reisen in verschiedene Kulturen mit unterschiedlichen Rhythmen, Bewegungen, Energien. Es sind Einladungen für unterschiedliche Situationen und Stimmungen. Möchten Sie sich eher kraftvoll bewegen oder Ihren Kreislauf in Schwung bringen? Oder ist für Sie, vielleicht auch aufgrund einer Empfehlung Ihres Arztes oder der Hebamme, eher Ruhe angesagt? Sie selbst entscheiden, welche der Einladungen Sie annehmen möchten, welche Bewegung zu Ihnen passt.

Meine Rolle durch alle Einladungen hindurch ist die einer Reisebegleiterin. In dieser Rolle möchte ich gern, dass Sie jedes Land des Tanzes auf Ihre Art entdecken, dass Sie dort finden, was zu Ihnen passt. Es ist also keine Pauschalreise, zu der ich Sie einlade, bei der die Reiseziele bekannt und vorher festgelegt sind. Ich bin die Begleiterin Ihrer eigenen Fantasie, die Sie Wege finden lässt und die Sie zu dem einen oder anderen Ort bringen wird. Wo Sie verweilen möchten, entscheiden Sie selbst. Auch, wann Sie weiterreisen möchten.

Manchmal gebe ich Ihnen Empfehlungen, die aus meinen eigenen Tanzerfahrungen stammen oder aus den Erfahrungen anderer Schwangerer mit Tanz. Diese Empfehlungen sind wie die Hinweise einer Reisebegleitung auf den einen oder anderen Aussichtspunkt oder eine Sehenswürdigkeit. Sie können sich die Tipps anschauen und ausprobieren, was Ihnen gefällt und wann Sie es möchten. Jede Einladung besteht aus mehreren Tanzideen, die ich Ihnen zum Ausprobieren vorstelle. Betrachten Sie die verschiedenen Ideen wie die Kochrezepte eines Drei- bis Vier-Gänge-Menüs. Sie können sich einzelne Ideen aus den Einladungen – oder einzelne Gänge aus den Menüs – herausnehmen, so dass für Sie die richtige Mischung für Ihr jeweiliges Befinden dabei entsteht!

Einladungen können miteinander gemixt werden!

1. Einladung: Eine Entdeckungsreise in das Land des Tanzes

Diese erste Einladung begleitet Sie bei Ihren ersten Entdeckungen Ihres Tanzes als Schwangere. Meine Reisebegleitung in dieser Einladung besteht darin, Ihnen einige grundlegende Erfahrungen zu Ihrer Körperhaltung zu vermitteln. Mit Fragen, die ich Ihnen stelle, möchte ich Ihre Aufmerksamkeit stärker auf Ihren Körper richten. Sie sensibel dafür machen, wie Sie im Alltag auf Ihren Füßen stehen, den Körper halten, das Becken bewegen. Und wie Sie durch Änderung in der Haltung eventuell vorhandene Beschwerden lindern können.

In dieser Einladung gibt es keine festgelegten Bewegungen oder gar Tanzschritte. Sie finden in freien Formen aus sich heraus die zu Ihnen passenden Bewegungen und Schritte.

Ich empfehle Ihnen, die folgenden Ideen jedes Mal, wenn Sie tanzen möchten, an den Anfang zu stellen. So kommen Sie jedes Mal am Anfang ganz in Ihrem Körper an, stellen sich auf das Tanzen ein und erinnern sich an die guten Wirkungen einer den Rücken entlastenden Körperhaltung. Diese erste Idee eignet sich auch als kleiner Tanz in kurzen Pausen, zum Beispiel auch während der

Arbeit. Sie hilft Ihnen für einige Minuten, ganz bei sich zu sein, sich zu entspannen und zu erholen.

Abschalten und ankommen

Stellen Sie sich zunächst darauf ein, dass jetzt freie Zeit ist, ganz für Sie, das Baby, Ihr Wohlbefinden. Vielleicht möchten Sie Ihr Gesicht ausstreichen, mit den Händen die Maske des Alltags wegstreichen. Vielleicht möchten Sie das Gesicht ein wenig massieren und dabei die Augen schließen, zu sich kommen. Besonders die Muskeln um die Augen herum, der Mund und die Kiefergelenke sind bei vielen Menschen verspannt. Jetzt ist Zeit für Sie da. Die gute Miene zum Spiel des Alltags kann weichen! Sie können sie loslassen. Es ist gut, wenn dabei das Gähnen als Zeichen für Entspannung kommt.

Überall, wo Sie möchten und mit den Händen ankommen, streichen, massieren, klopfen Sie sich nun sanft aus. Dabei atmen Sie kräftig aus, seufzen, wenn Ihnen danach ist. Dann schütteln Sie aus den Armen und Händen, den Beinen und Füßen nach Herzenslust die Verspannungen heraus. Möchten Sie jetzt etwas gegen die schweren Beine oder Krampfadern tun? Legen Sie das Körpergewicht auf einen Fuß und ziehen Sie den anderen Fuß kräftig Richtung Bauch, so, dass nur noch die Ferse den Boden berührt. Das Bein ist dabei durchgedrückt. Danach heben Sie den Fuß ab und kreisen kräftig im Fußgelenk. Noch mal den Fuß nach oben ziehen, und dann kommt die andere Seite dran. Sie verstärken die durchblutungsfördernde Wirkung dieser Übung, wenn auch die Arme und Hände mitmachen: Als Ausgangsposition strecken Sie die Arme zur Decke. Mit gestreckten Armen die Handgelenke zunächst kräftig abwinkeln, danach kreisen Sie aus den Handgelenken heraus kräftig mit den Händen.

Auf die Körperhaltung besinnen

Nun spüren Sie, vielleicht mit geschlossenen Augen, wie Sie auf Ihren Füßen stehen. Spüren sie die Unterseite der Füße, die Verbindung zum Boden beim Stehen und in der Bewegung? Der Boden gibt uns Halt, trägt uns. Und er ermöglicht uns erst die Bewegung, gibt uns Schwung Vielleicht rollen Sie ein wenig auf Ihren Füßen herum. Die Füße, ohne die wir gar nicht gehen oder tanzen könnten, werden von uns oft nicht beachtet. Dabei sind sie es, die ständig das Gleichgewicht des Körpers ausbalancieren. Nehmen Sie ganz bewusst an den verschiedenen Stellen der Füße den Kontakt zum Boden wahr, indem Sie sie von den Zehen bis zu den Fersen und über die Seiten abrollen. Vielleicht möchten die Füße ein wenig mit dem Boden spielen: von einem Fuß auf den anderen treten, tippeln, tapsen, trampeln, schlurfen, schleichen, schlängeln …?

Viele Schwangere leiden unter Kreuzschmerzen, Sie auch? Betrachten Sie sich einmal im Spiegel bei Ihrem „normalen" Stand. Sind die Knie durchgedrückt wie bei den meisten Schwangeren? Stehen Sie im Hohlkreuz? Lässt sich in dieser Haltung das Becken angenehm bewegen? Nun gehen Sie leicht in die Knie. Merken Sie, wie das Hohlkreuz verschwindet, das Kreuz entlastet wird? Jetzt, wo die Knie gelockert sind, lässt sich das Becken höchstwahrscheinlich viel leichter und angenehmer bewegen. Diese kleine Änderung Ihrer Körperhaltung hat große Wirkungen auf Ihren ganzen Körper. Sie entlastet die Wirbelsäule und ist

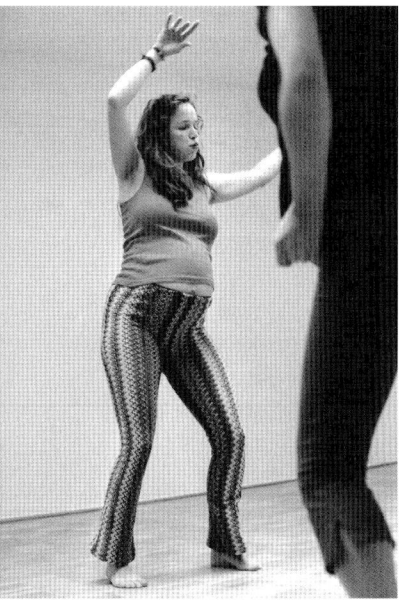

Zu Beginn tut es gut, sich erst einmal auf sich selbst zu besinnen

Die Körperhaltung ist entscheidend für Ihr Wohlbefinden

Lockere Knie entlasten das Kreuz und bringen dem Becken Bewegungsfreiheit

die wichtigste Maßnahme gegen Ihre Rückenschmerzen. Wenn Sie so oft wie möglich mit lockeren Knien und schwingendem Becken durch den Tag gehen, verschwinden die Kreuzschmerzen mit Sicherheit.

Möglicherweise hat schon die leichte Veränderung in den Knien auch etwas mit Ihrem Oberkörper gemacht, Sie haben sich etwas aufgerichtet. Bewegen Sie Ihre Schultern ein wenig. Öffnen Sie Ihre Arme leicht. Auch der Oberkörper bewegt sich mit gelockerten Knien leichter.

Bewegungsfreiheit tanzend genießen

Frei von den Alltags-aufgaben tanzen Sie für Ihr Wohlbefinden!

Die Wirkungen der lockeren Knie für Ihre Haltung und die Bewegungsfreiheit des ganzen Körpers erleben Sie deutlich, sobald Sie Musik anstellen, die Sie zum Tanzen einlädt. Probieren Sie es aus: Lassen Sie sich von irgendeiner Musik, die Ihnen gerade gefällt, zum Tanzen anregen Genießen Sie diesen Tanz mit sich und dem Baby in Ihnen! Alles was Sie nun tun, ist tanzen. Ihre Bewegungen sind die einer schwangeren Tänzerin. Vielleicht sind es zunächst einzelne Körperteile, die Sie einmal bewegen möchten. Vielleicht vom Kopf beginnend über den Hals, den Rumpf, die Wirbelsäule entlang, in die Arme hinein und in die Beine bis zu den Füßen. Oder umgekehrt? Vielleicht möchten Sie bei einzelnen Körperteilen verweilen. Vielleicht macht das lockere Zusammenspiel aller Freude. Spüren Sie, dass die Wirbelsäule auch ein Teil des Körpers ist, mit dem sich tanzen lässt?

Vielleicht macht es jetzt mit den lockeren Knien besonders Spaß, im Tanz das Becken zu bewegen. Spüren Sie Ihre Beckenbewegungen, die Ihnen Freude bereiten und angenehm sind! Sie sind jetzt frei von Alltagsaufgaben und tanzen nur für Ihr Wohlbefinden. Was macht die Stimme der Tänzerin? Begleitet sie den Tanz durch Summen oder Singen? Finden Sie am Ende einen schönen Abschluss für sich. Atmen Sie eine Weile tief für sich und zum Baby in den Bauch hinein. Dabei Töne herauslassen, vielleicht gähnen, seufzen. Spüren Sie nach, was das Baby macht. Wie hat es auf Ihren Tanz reagiert?

Wie fühlen Sie sich jetzt nach diesem Tanz? Wie fühlt sich der Körper an, wie der Rücken, das Kreuz, das Becken? Vielleicht können Sie jetzt nach dem Tanz das Becken noch etwas mehr loslassen noch etwas entspannter ausatmen.

Das Schöne an Entdeckungsreisen ist, dass wir immer wieder neue unternehmen können. Und selbst, wenn wir meinen, wir reisten zu denselben Orten, sogar auf den gleichen Wegen, so werden wir doch immer wieder Neues finden. Jede Reise ist eine neue Entdeckung.

Beim Tanzen ist es genauso: Auch wenn Sie immer wieder nach derselben Musik tanzen werden, selbst wenn Sie stets gleiche Bewegungen tanzen, wird Ihr Tanz jedes Mal ein anderer sein. Jeder Tanz ist einzigartig. Sie werden merken, dass sich mit dem Voranschreiten der Schwangerschaft und den Veränderungen Ihres Körpers auch Ihr Tanz immer wieder anders anfühlen wird.

2. Einladung: Entführung in den orientalischen Tanz

Jedes Mal, wenn ich mich auf einem orientalischen Markt befinde, spüre ich, wie meine Sinne sich ganz auf diese andersartigen Eindrücke einstellen. Sie führen

Orientalischer Tanz ist Hingabe
an die Weiblichkeit und
Freude am weiblichen Körper

mich und locken mich in unbekannte Ecken des Marktes. Ich folge meiner Nase, sauge die Düfte der Gewürze in mich hinein, den Geruch der frischen Minze. Meine Augen nehmen ein buntes Farbenspiel auf, verfolgen Gesten und Handlungen fremdartiger Menschen. Meine Ohren lauschen dem Klang der arabischen Sprache. Und auf jedem Markt lockt auch irgendwo ein Kassettenladen mit arabischer Musik zum Hineingehen und Stöbern.

Ich lade Sie ein, sich vom orientalischen Tanz verlocken zu lassen. Es ist eine Entführung aus vertrauter Musik und Bewegung zu fremden Klängen, Rhythmen und Bewegungen. Allerdings haben Sie, anders als bei anderen Entführungen, jederzeit die Möglichkeit, den Heimweg einzuschlagen.

Der orientalische Tanz, so wie ich ihn kennen gelernt habe, ist ein Tanz unter Frauen. Frauen tanzen für sich und miteinander zur eigenen und gemeinsamen Freude. Sie tanzen die Hingabe an ihre Weiblichkeit, an ihren weiblichen Körper.

Der orientalische Tanz als weiblicher Tanz ist von seinem Ursprung her auch Gebärtanz. Er betont das Becken, er lockt das Becken zu vielfältigen Bewegungen und lockert es dabei. Ich entdeckte, als ich ihn kennen lernte, viele Bewegungen in ihm, die ich bei Gebärenden gesehen hatten, Gebärenden, die sicher keine Bauchtänzerinnen waren. Und ich fand in den Bewegungen verschiedene Symbole, die ich mit Schwangerschaft und Geburt in Verbindung bringe.

Diese fließenden Bewegungen mit ihrem symbolischen Ausdruck möchte ich Ihnen zeigen. Ich möchte Sie einladen, sich von ihnen inspirieren zu lassen. Mit orientalischer Musik möchte ich Sie locken, sich selbst zu entführen in die angenehm fließenden Bewegungen des ganzen Körpers.

Sie sollen den orientalischen Tanz anders erleben als er in manchen Bauchtanzstudios gelehrt wird, wo es darum geht, zu lernen, Körperteile in der Bewegung von einander zu isolieren. Oft geht es dort auch darum, die Bewegung von der Wirkung auf die Betrachtenden aus zu beurteilen. In Ihrem Tanz als Schwangere bringen Sie den ganzen Körper in einen gemeinsamen Bewegungsfluss. Sie tanzen Ihre Bewegungen so, wie Ihr inneres Auge sie schön findet.

Das Hüfttuch

Beginnen wir die Entführung mit dem Tuch für die Hüften. Traditionell tragen arabische Frauen wie auch Männer jederzeit mehrere Tücher am Körper. Als Kopfbedeckung, Umhang, Schmuck, zum Einwickeln und Tragen des Einkaufs, als Babytragetücher. Nicht zuletzt auch zur Verschleierung des Gesichtes in der Öffentlichkeit, zum Schutz vor der Sonne. Zum Tanz ist also immer eine Auswahl von Tüchern vorhanden. Um die Hüften gebunden werden die festeren Tücher, die, vielleicht mit Pailletten verziert, bei der Bewegung des Beckens erklingen. Sicher finden Sie irgendein Tuch – oder einen Schal – , das um Ihre Hüften passt und mit dem Sie gern tanzen möchten. Vielleicht besitzen Sie sogar Ketten oder ähnliches, das Sie am Tuch befestigen oder um die Hüfte wickeln möchten. Das alles dient dazu, das Becken stärker in den Mittelpunkt der Aufmerksamkeit zu bringen, es deutlicher zu spüren. Und es ist ein schöner Schmuck für Ihren schwangeren Leib, den Sie mit Recht stolz zeigen können.

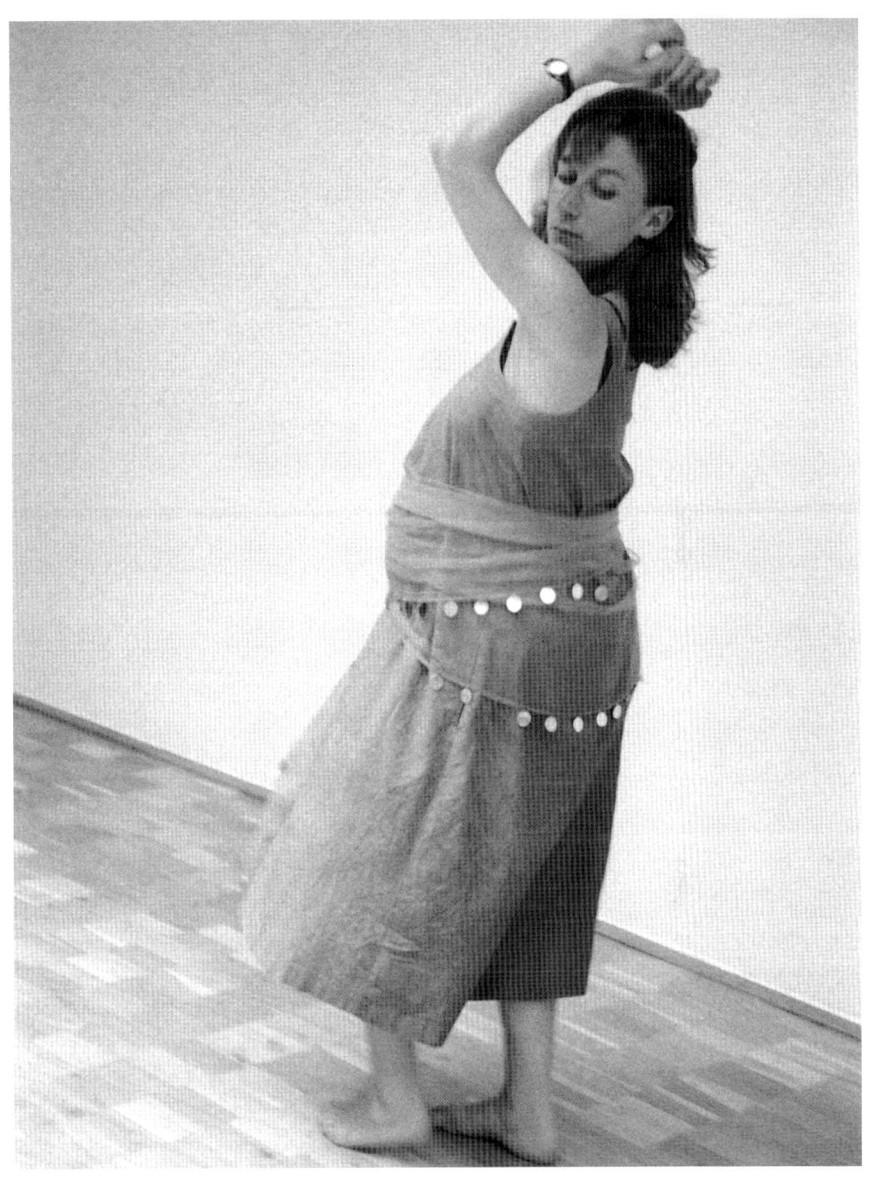

Wickeln Sie das Tuch möglichst breit um die Hüften. Verknoten Sie es auf Ihrer heutigen Lieblingshüfte, eine Entscheidung, die beim nächsten Mal schon wieder anders ausfallen kann. Je fester und breiter Sie die Hüften und den Po umwickeln, desto stärker werden Sie im Tanz Ihr Becken spüren.

Ankommen im Orient

Ihr orientalischer Tanz beginnt mit einer Musik, die Sie mögen und die die richtige Geschwindigkeit für Sie hat. Vielleicht finden Sie eine arabische oder türkische Musik, nach der Sie gern tanzen möchten. Lassen Sie sich von der Musik

Lassen Sie sich von der orientalischen Musik mitnehmen

Musik: z. B. Khaled, Hafla, Aisha

mitnehmen. Tauchen Sie ein in die fremdartigen Klänge einer anderen Kultur mit ihren eigenen Instrumenten und Tönen. Spüren Sie den orientalischen Trommelrhythmus? Er lockert die Knie und lockt ihr Becken in die Bewegung. Lassen Sie sich von dem Rhythmus tragen. Gehen Sie mit der Musik mit, so wie es Ihnen gut tut. Dieser erste Tanz mit Tuch und orientalischer Musik ist wie ein erstes Bad im orientalischen Gewässer. Ein erstes Hineinspüren, erste Sinneseindrücke.

Kreisen

Kreisende Bewegungen bringen Ihren Körper in sanfte Schwingungen

Während der Schwangerschaft kreisen Ihre Gedanken um die Zeit der Geburt und danach. Wenn Ihr Kind in einem Geburtshaus oder Krankenhaus auf die Welt kommen soll, werden Sie irgendwann im Kreißsaal sein. Als Gebärende werden Sie auch Kreißende genannt. Kreisen, Kreißsaal, Kreißende – Sie können diesen Blick in die Zukunft im Tanz aufnehmen und in der Bewegung des Körpers ausdrücken: Ihre Füße stehen ungefähr in Verlängerung der Hüften. Sie haben guten Bodenkontakt. Die Knie sind leicht gebeugt, das Becken hat Möglichkeiten zur Bewegung. Unter den Röcken oder weiten Hosen der orientalischen Tänzerin sind die Knie immer in dieser Position, die den Bodenkontakt und die Bewegung ermöglicht und den Rücken entlastet.

Musik: z. B. Brian Keane & Omar Faruk Tekbilek, Beyond The Sky, Kolaymi

Nun beginnt das Becken zu kreisen. Große Kreise, kleine Kreise, halbe Kreise, ganze Kreise. Kreise mehr in der vorderen Körperseite mit dem Bauch. Kreise mehr nach hinten im Rückenbereich. Schnelle Kreise, unendlich langsame Kreise. Kreise mal in die eine, mal in die andere Richtung. Probieren Sie alle Kreise aus, die Ihnen gut tun.

Vielleicht nehmen Sie diesen kreisenden Bewegungsfluss mit Händen und Armen auf. Spüren Sie, wie das Becken, die Hüften kreisen. Der ganze Körper fließt in diesen wunderbaren sanften Bewegungen.

Vielleicht möchten die Hände am Bauch liegen, mit ihm das Baby halten, das jetzt noch geborgen in seinem Fruchtwasser schwimmt. Irgendwann wird es seinen Geburtsweg beginnen. Es wird durch das Becken hindurchgleiten und sich dabei in einem Viertelkreis drehend der Form des Beckens anpassen. Ihre eigenen kreisenden Bewegungen können dann die des Kindes unterstützen.

Vielleicht möchten Sie die Augen schließen, Ihr Baby und sich von innen in der Bewegung spüren. Spüren, wie Sie sich wiegen in diesem Kreisen. Lassen Sie sich in diesem Fluss der Bewegung treiben. Sie gleiten in den warmen und sanften Wellen der Musik und des Rhythmus.

Die unendliche Acht

Mit der unendlichen Acht tanzen Sie das Symbol von Werden, Wachsen und Vergehen

Schwangerschaft und Geburt sind Zeiten, in denen der unendliche Fluss von Werden, Wachsen, Vergehen sichtbar wird. Als Schwangere sind Sie ein Symbol für die Unendlichkeit des Seins. Vielleicht spüren Sie es deutlich in sich. Fühlen sich besonders nah an den Gedanken um das Leben in seinem ewigen Wandel. Vielleicht wird Ihnen jetzt, da Sie schwanger sind, Ihre eigene Endlichkeit bewusster. Sie befinden sich auf der Schwelle zur Mutterschaft. Und wenn dies Ihr erstes Kind ist, so verändert sich damit Ihr inneres Selbstverständnis und auch Ihre gesellschaftliche Rolle. Der neue bedeutsame Aspekt Ihres Lebens, Mutter zu sein, wirkt sich auf alle vorher existierenden Rollen wie Tochter, Geliebte, Berufstätige aus. Selbst wenn Sie schon ein oder mehrere Kinder geboren haben, so verändert dieses Kind doch wieder vieles in Ihrem Leben. Und für den Partner oder Vater des Kindes verändert sich das Leben ebenfalls. Die eigenen Eltern werden vielleicht mit diesem Kind zu Großeltern, Kinder zu Geschwistern, Geschwister zu Tante oder Onkel, Neffen und Nichten zu Cousins und Cousinen. Sogar Ihre Freunde und Freundinnen werden sich auf diese neue Situation einstellen müssen.

Musik: z. B. Cheikha Rimitti, *Nouar, Nouar*

Die Acht ist in der Sprache der Symbole das Zeichen für Unendlichkeit. Im orientalischen Tanz gibt es viele Möglichkeiten, die Acht zu tanzen. Im Vordergrund Ihres Tanzes als Schwangere steht Ihr Becken. Stellen Sie sich vor, dass vor Ihnen eine große Acht liegt, also dass die beiden Kreise, aus denen die Acht besteht, nebeneinander liegen. Nun beginnen Sie, diese Acht mit dem Becken nachzuzeichnen. Ganz sanft malen Sie die Acht immer wieder. Die Acht hat keinen Anfang und kein Ende, sie zu tanzen ist, ähnlich wie das Kreisen, eine unendliche Bewegung.

Irgendwann halten Sie inne. Wahrscheinlich haben Sie, ohne bewusste Entscheidung, die Acht automatisch in eine Richtung getanzt. Möchten Sie sie einmal in die andere Richtung ausprobieren? Vielleicht auch mal kleinere oder größere Achten malen, schnellere oder langsamere?

Wenn Sie möchten, können Sie die Acht vor sich aufstellen. Jetzt befinden sich die beiden Kreise übereinander. Auch diese Acht können Sie mit Ihrem Becken nachmalen, mit langsamen, schnellen, kräftigen oder leichten Schwüngen. Vielleicht finden Sie noch andere Möglichkeiten, die Acht mit Ihrem Becken zu tanzen?

Vielleicht bemerken Sie irgendwann, dass auch andere Körperpartien sich an diesen Achten beteiligen. Die Wirbelsäule und der Brustbereich zum Beispiel. Alle Bereiche Ihres Körpers können auf ganz unterschiedliche Weise in das Symbol der Unendlichkeit hineingleiten, zum Beispiel die Arme, die Schultern, die Hände. Sie können im Zusammenspiel mit dem Becken fließen oder sich auch ganz allein treiben lassen.

Schaukeln und Wiegen

Sie werden das Kind schon schaukeln!

In Erwartung der Veränderungen, die mit der Geburt auf Sie zukommen, schwanken Sie vielleicht manchmal zwischen froher Erwartung und der bangen Frage, ob denn alles gut gehen wird mit der Geburt, ob sich Ihre Wünsche für die Gesundheit des Kindes erfüllen werden, ob Sie diesem neuen Leben, der Verantwortung, den Aufgaben gewachsen sein werden. In unserer Sprache drücken wir die Hoffnung für die Zukunft aus: „Wir werden das Kind schon schaukeln!" Diese Hoffnung können Sie mit Tanzen ausdrücken! Wieder haben die Füße guten Bodenkontakt und die Knie geben dem Becken lockere Bewegungsfreiheit. Nun beginnen Sie genüsslich seitlich zu schaukeln. Ihre Knie gehen dabei so weit in die Beuge, wie Sie es angenehm finden. Wie eine Schaukel auf dem Spielplatz, eine Schiffsschaukel auf dem Jahrmarkt bewegt sich Ihr Becken, mit dem Sie das Baby schaukeln. Und die Schaukel findet ihren Rhythmus, ihre Art der Bewegung, die dem Gast in der Schaukel angenehm ist.

Musik: z. B. Loreena Mc Kennitt, *The Book of Secrets, Marco Polo*

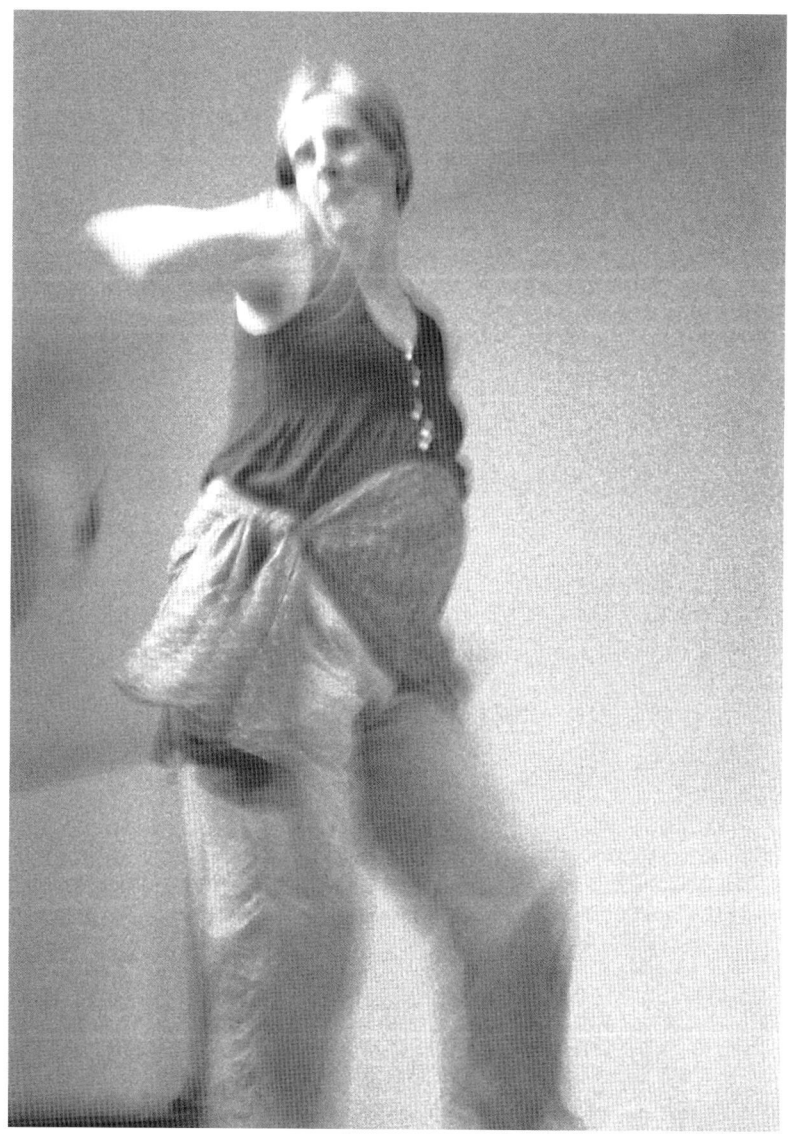

Spüren Sie, nachdem sie ein Weile einfach die Bewegung genossen haben, nach, wohin ihr Schwung der Schaukel geht. Richtet er sich nach oben, als ob sich der Schwung jeweils über die Hüfte hinaus seitlich fortsetzt? Ist es ein Schwung, der Ihnen ein Gefühl von Leichtigkeit, beflügeltem Abheben gibt? Oder geht der Schwung nach unten zum Boden und zur Körpermitte hin? Vielleicht haben Sie Lust, beides einmal auszuprobieren.

Die beiden Arten, das Becken zu schaukeln geben Ihnen ein ganz unterschiedliches Körper- und auch Lebensgefühl. Es kann für Sie erleichternd sein, diese luftige Freiheitzu spüren, gerade wenn der Körper schwerer wird. Die Energie zum Boden und zur Körpermitte hin zu vertiefen kann in Ihnen das

Gefühl bestärken mit dem sicheren Boden verwurzelt zu sein. Wenn Sie sich zum Ende der Schwangerschaft der Geburt, der Niederkunft, wie es sehr passend heißt, nähern, können Sie sich mit dem nach unten gerichteten Schaukeln auf das Niederkommen vorbereiten. Dabei merken Sie wahrscheinlich, dass die Beckenbodenmuskeln sich weiten, die Scheide offener wird, je tiefer Sie in die Knie gehen. Sie erleben die natürliche Richtung, die die Geburt eines Kindes nimmt. Durch das Becken hindurch, durch die Scheide, und alle Beckenbodenmuskeln dehnend, bahnt es sich seinen Weg nach unten ans Licht der Welt.

Mit dem Tanzen fließen auch die Gefühle

Vielleicht gefällt Ihnen das eine oder andere der vorgestellten Symbole mit seinen Bewegungen besonders gut. Dann gönnen Sie sich diesen orientalischen Tanz doch immer wieder! Schwangeren, die unter Kreuzschmerzen leiden, empfehle ich besonders das Kreisen und die Achten. Meistens lindern diese Bewegungen die Schmerzen, denn sie lockern das Kreuz und kräftigen zugleich die haltende Muskulatur. In diesem Lockern und Kräftigen zugleich liegt die besondere Wirkung dieser Bewegungen.

Die fließenden Bewegungen des orientalischen Tanzes bringen mit dem Körper oft auch die Gefühle zum Fließen. Nicht nur der Körper kommt in Fluss, sondern auch der Geist und die Seele. Dann kann es geschehen, dass auch die Tränen fließen möchten. Lassen Sie es geschehen. Durch Loslassen entsteht Raum für Neues. Vieles in Ihrem Leben wird sich durch das Baby verändern, deshalb ist es gut, sich von einigem zu lösen sowie neue Gedanken, neue Gefühle und neues Leben zuzulassen.

3. Einladung: Die Kraft der lateinamerikanischen Musik

Tanz und Musik Lateinamerikas sind voll Kraft und Lebensfreude

Lateinamerika – denken Sie dabei zunächst an Sonne, Wärme, Karibik, weite Strände, blaues Wasser? An Fidel Castro, dicke Zigarren, Cuba Libre? Oder vielleicht an Rio de Janeiro, brasilianischen Karneval, bunte Kostüme, heiße Rhythmen? In den letzten Jahren ist die lateinamerikanische Musik in Deutschland sehr populär geworden. Salsa, Samba bringt in Diskotheken die Menschen in Schwung, in Sommernächten werden Latino-Feste gefeiert. Es ist offensichtlich, dass in diesen Rhythmen viel Hitze schwingt. Vielleicht haben Sie sich selbst schon beim Tanzen nach dieser heißen Musik in Schweiß gebracht.

Falls Sie beim Stichwort Lateinamerika an Zuckerrohrplantagen denken, so sind Sie nah an einer weiteren Eigenschaft, die ich mit lateinamerikanischer Musik verbinde, der Kraft. Diese Musik ist die Musik der Sklaven, die Tänze sind Tänze der Sklaven, verschleppt aus Afrika. Hier verbindet sich die afrikanische Tradition mit der Situation der Sklaven in ihrer neuen Heimat. Afrikanische Rhythmen, gespielt auf mitgebrachten, neu vorgefundenen oder aus dem Arbeitsalltag entwickelten Instrumenten. Tänze, die afrikanische Bewegungen mit den neuen Lebensbedingungen verbanden: Die Schritte im Samba und im Salsa sind klein, das liegt auch daran, dass sie ursprünglich Sklaventänze waren, also in Ketten getanzt wurden. Die lateinamerikanische Musik entstand unter Lebensbedingungen, die erniedrigend und erdrückend waren, aus Unfreiheit, Verzweiflung und Ausweglosigkeit. Sie entstand auch um die neue Lebenssituation zu bewältigen. Welch unbeugsame Kraft, welch unbändiger Lebenswillen und welche wilde Lebensfreude kommt in dieser Musik, in diesen Tänzen zum Ausdruck! Diese Kraft und Freude können Sie mit dem Tanz zu lateinamerikanischen Rhythmen in sich aufnehmen. Zum Glück ist Ihre Situation von der der Sklaven damals weit entfernt. Sie erwarten ein Kind, sind „guter Hoffnung", voller Erwartung auf das neue Leben. Doch gibt es nicht auch in Ihrer Situation manches Beängstigende? Die Geburt und das neue Leben als Mutter kommen unweigerlich auf sie zu. Muttersein (wie auch Vatersein) kann auch als Verlust von Freiheit empfunden werden. Auf jeden Fall geben Sie Ihre bekannte Lebensart auf, ohne genau zu wissen, wie die neue Lebensweise sein wird.

Gerade jetzt ist es gut, die ganze Kraft und die ganze Freude, die in Ihnen steckt, zu aktivieren. Die Kraft, mit der sich das Leben in der Geburt äußert, ist Ihre eigene Kraft. Sie steckt in Ihnen. Im Tanz können Sie sie spüren und dadurch das Vertrauen in sich selbst vergrößern. Die Freude des Lebens über sich selbst äußert sich in den Schöpfungen für die Zukunft. Das Kind, das in Ihnen wächst, ist Teil der Schöpfung und Ausdruck der Freude! Verstärken Sie diese kostbaren Gefühle, indem Sie die lateinamerikanische Musik erklingen lassen und im Tanz zum Ausdruck bringen!

Beckenbodenfreude

Die lateinamerikanische Musik bringt Ihrem Beckenboden Stärkung und Dehnbarkeit

Unser aufrechter Gang unterscheidet uns von anderen Lebewesen. Er ist durch die starken Muskeln im Beckenboden möglich. Sie schließen unser Leben lang den Körper von unten, halten die Organe im Becken, Blase, Gebärmutter, Gedärme. Um das Steißbein herum geben sie der Wirbelsäule die Kraft zum Aufrechtsein. Und dabei sind die Beckenbodenmuskeln bei einer Frau in der Lage, in der Lust für den Liebesakt und bei der Geburt für das Baby weich und dehnbar zu sein. Weichheit und Dehnbarkeit einerseits und Kraft andererseits sind sich ergänzende Zustände des Beckenbodens. Aktive, gut durchblutete Beckenbodenmuskeln werden weich, dehnbare Muskulatur entwickelt viel Kraft im Zusammenspiel von Anspannung und Loslassen. Während der Schwangerschaft erfährt der Beckenboden starke Veränderungen. Durch die besondere Hormonsituation wird die Beckenbodenmuskulatur in Vorbereitung auf die Geburt von ganz allein aufgelockert. Andererseits benötigt das zunehmende Gewicht des Babys und der wachsenden Gebärmutter einen guten Halt. Tanzen unterstützt die Fähigkeiten Ihres Beckenbodens zu beidem. Lateinamerikanische Musik hat den Rhythmus, der Ihren Beckenbewegungen kräftigenden Schwung geben kann.

Musik: z. B. Gipsy Kings, Moorea

Suchen Sie sich eine lateinamerikanische Musik aus, die das richtige Tempo hat um mit dem Becken zu tanzen. Das Becken schwingt in angenehmem Tempo mit der Musik. Die Knie lockern sich bei dieser Musik von allein und geben so dem Becken Spielraum für alle Bewegungen, die es mag.
Ganz egal, ob Sie sich am Platz oder durch den Raum bewegen, kräftig oder leicht, langsam oder schnell, lassen Sie sich von der fröhlichen, kraftvollen Musik anstecken. Bleiben Sie im Fluss der Freude und Lebenslust, die Ihnen die Musik vermittelt.

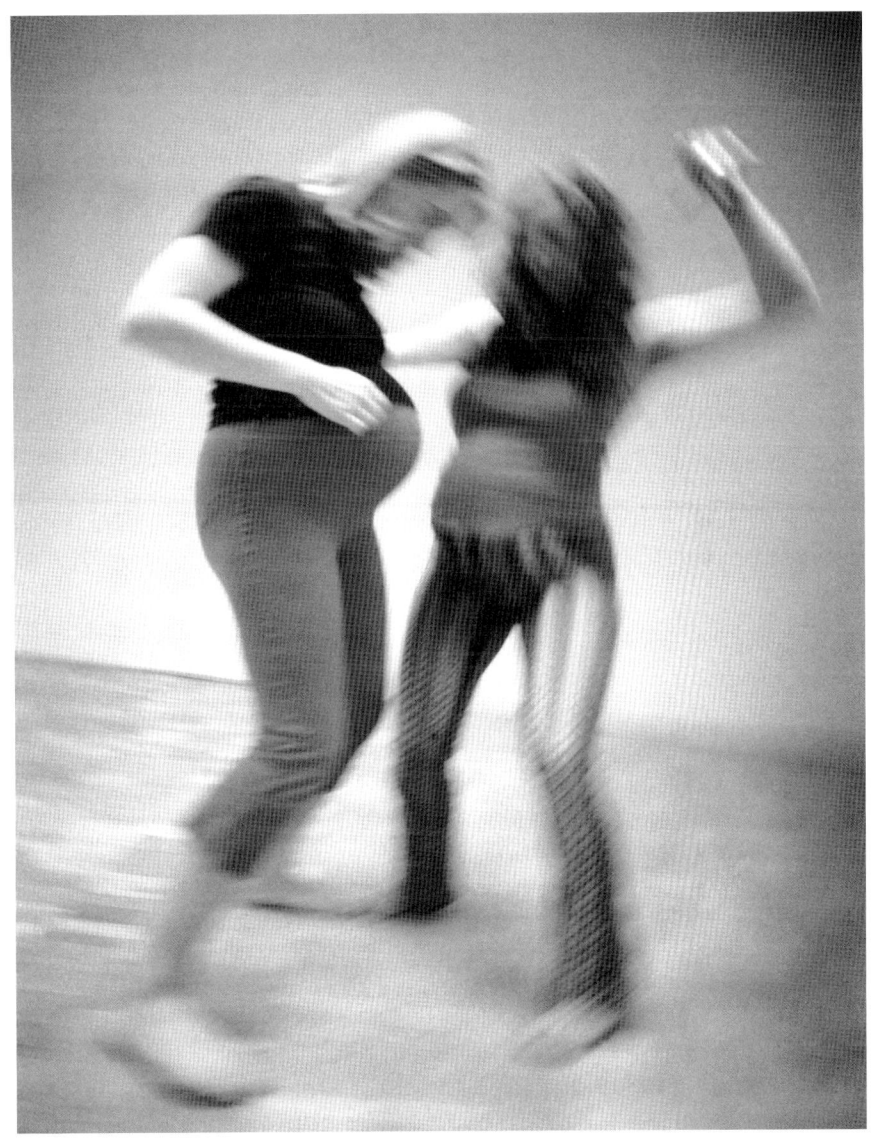

Wenn Sie länger bei dieser kraftvoll intensiven Art zu tanzen bleiben möchten, vergessen Sie die kleinen Pausen nach jedem Musikstück nicht. Entspannen Sie sich mit dem Nachspüren zum Genießen und Atmen. Spüren Sie dann nach, was Sie als Nächstes tanzen möchten. Auf diese Weise können Sie sicher sein, dass auch dieses kraftvolle Tanzen Ihnen und dem Baby gut tut und Sie Ihr eigenes Tempo und Maß finden.

Salsaschaukeln

Salsabewegung lockert das Becken

Das seitliche Kippen des Salsa ist eine wunderbare Beckenlockerung. Bei jedem Schritt der Tänzerin geht die Hüfte in einer schaukelnden Kippbewegung mit.

Wenn Sie bereits begeisterte Salsatänzerin sind, wird sich das Tempo Ihres Tanzes wohl den neuen Rundungen anpassen müssen. Wenn Sie Salsa als Paar tanzen möchten, sollte Ihr Tanzpartner die Entscheidung zu Bewegung und Tempo ganz Ihnen überlassen. Denn nur Sie können spüren, was Ihnen und dem Baby gut tut. Jetzt während der Schwangerschaft können Sie üben, sich im Tanz ganz dem Lustprinzip hinzugeben. Von außen festgelegtes Bewegungs-programm und Lerndruck sind für Schwangere auf jeden Fall ungeeignet, weil das zu Verkrampfung führt.

Musik: z. B. Orquesta Sublime, Putumayo Presents Cuba, Sabroso Como El Guarapo

Bekommen Sie gerade jetzt in der Schwangerschaft Lust an der kubanischen Musik und möchten Salsa ausprobieren? Hier eine Idee, die Sie mit dickem Bauch, viel Ruhe und ohne Trainingsprogramm einer Tanzschule in Salsastim-mung bringt: Sie legen die Hände auf die Hüften. Nun bewegen sich die Hüften abwechselnd rauf und runter. Ganz genüsslich schaukeln Sie seitlich kippend auf und ab. In Ihrem Tempo. Die Knie sind bei diesem Salsakippen abwechselnd leicht gebeugt und locker gestreckt, sie werden von der Bewegung der Hüften geleitet. Vielleicht macht es Spaß, mit der Zeit die Bewegung mit kleinen Pausen regelmäßig abzuwechseln, so dass Ihr eigener Rhythmus in der Hüftbewegung entsteht. Der Salsarhythmus ist: 1 rechte Hüfte – 2 linke Hüfte – 3 rechte Hüfte – 4 Pause – 1 linke Hüfte –2 rechte Hüfte – 3 linke Hüfte – 4 Pause usw. Passt er zu Ihnen oder haben Sie einen ganz anderen Rhythmuas im Blut?

Haben Sie Lust, sich tanzend durch den Raum zu bewegen? Dann probieren Sie doch einmal den schlurfenden Salsagang, bei dem die Füße nur so wenig vom Boden angehoben werden, als ob Sie große Filzpantoffeln anhätten. Der Kontakt zum Boden bleibt bei jedem Schritt erhalten, egal wie fantasiereich Sie ihre Schritte jetzt gestalten. Sie bewahren so auch mit dem wachsenden Bauch haltenden Boden unter den Füßen und erleben dennoch den Schwung der Bewegung.

Allein oder zu zweit getanzt ergibt die Beckenbewegung des Salsa eine ener-giereiche Mischung von Lockern und Kräftigen, die Ihr Becken bestens auf das große Ereignis „Geburt" vorbereitet.

Sambakippen vor und zurück

Mit Samba laden Sie Ihr Becken mit Energie auf

Die Beckenbewegungen zur Sambamusik gehen von den Muskeln um das Steißbein aus. Sie kippen das Becken vor und zurück, so dass Sie abwechselnd leicht im Hohlkreuz und mit leicht eingezogenem Steißbein stehen. Probieren Sie es zunächst ganz langsam aus. Die Knie sind leicht gebeugt. Vielleicht legen

Musik: z. B. Daniela Mercury, Feijao Com Arroz, Nobre Vagabundo

Sie eine Hand ins Kreuz und eine auf das Schambein. Jetzt kippt das Becken zwi-schen den Händen hin und her, vor und zurück. Spüren Sie, welches Tempo das richtige ist und welche Kraft gut tut. Wenn Sie in den Schwung dieser Bewegung kommen, macht es vielleicht Spaß, dabei Töne rauszulassen oder etwas kräftiger auszuatmen. Vielleicht bemerken Sie, dass die Wirbelsäule mit der Zeit lockerer wird und das Brustbein von ganz allein mitgeht und ebenfalls hin und her kippt. Dieses Beckenkippen ist eine Bewegung, die das Becken kräftig mit Energie auf-lädt. Es bringt viel Schwung ins Becken und verstärkt die Durchblutung im Becken besonders stark. Insofern regt diese Bewegung auch Kontraktionen der Gebärmutter an. Das ist eigentlich eine schöne Wirkung, denn die verstärkte

Durchblutung des Beckens fördert während der Schwangerschaft die Durchblutung des Mutterkuchens und damit die Versorgung des Kindes. Wenn Sie allerdings eher zu viele Kontraktionen haben, Ihr Arzt oder Ihre Hebamme Ihnen geraten hat, sich deshalb zur Zeit zu schonen, vermeiden Sie diese Bewegungen auf jeden Fall. Vielleicht können Sie mit ihnen beginnen, wenn die Zeit der Geburt gekommen ist, also in der 38. Schwangerschaftswoche. Während einer Geburt kann diese Beckenbewegung zum Anregen der Wehen eingesetzt werden!

4. Einladung: Den eigenen Rhythmus finden

Im Schwangersein und Gebären erlebt die Frau auch die Macht und Gewalt der grundlegenden Lebensrhythmen von Werden und Vergehen besonders deutlich. Während der Schwangerschaft findet ein bedeutsamer Wandel in den rhythmischen Vorgängen des Körpers und der Lebensgestaltung statt. Jahre-, jahrzehntelang haben Sie ihren monatlichen Zyklus erlebt. Mit dem Beginn der Schwangerschaft hat sich Ihr gesamter Körper auf eine ganz neue Situation einstellen müssen. Vielleicht sind oder waren Sie in den ersten Monaten der Schwangerschaft ziemlich durcheinander. Übelkeit, Müdigkeit, Verdauungsprobleme, Kreislaufbeschwerden sind nur einige der häufig auftretenden Beschwerden der ersten Monate, die zeigen, dass der Körper neu ins Lot kommen muss.

Während der Schwangerschaft verändert sich der Lebensrhythmus

Schwangerschaft ist eine Zeit der schnellen Veränderung. Grundlegende Rhythmen, wie die von Atmung, Herzschlag, Stoffwechsel verändern sich mit den Anforderungen durch das wachsende Baby. Aber auch Ihre Lebens- und Arbeitssituation verändert sich ganz sicher durch die Schwangerschaft. Der Rhythmus Ihrer Lebensweise stellt sich auf das Schwangersein ein. Oft entstehen Schwangerschaftsbeschwerden und frühzeitige Wehen dann, wenn diese Umstellung im Rhythmus nicht gelungen ist.

Die Wehen mit ihrem wellenartigen Rhythmus von Kommen und Gehen bestimmen die Geburt. Als Hebammen wissen wir, dass dann, wenn die Gebärende ganz in diesen machtvollen Rhythmus hineingleitet und sich weitertreiben lässt, eine der wichtigsten Bedingungen für den guten Verlauf einer Geburt gegeben ist. Angstgefühle wie auch Störungen von außen verhindern dies Hineingleiten. Deshalb ist es so wichtig, dass Sie einen Ort für die Geburt wählen, an dem Sie Vertrauen spüren und Ihre Bedürfnisse ernst genommen werden, wo Sie Ihrem Rhythmus nachgehen können.

Den eigenen Rhythmus spüren

Erleben Sie den Rhythmus, in dem Sie sich wohlfühlen!

Diese Einladung soll das Gefühl für den Rhythmus, der in Ihnen steckt, herauslocken. Beginnen Sie, indem Sie sich Zeit nehmen, eine Musik zu finden, die den für Sie richtigen Rhythmus hat. Er bringt Sie in eine angenehme Schwingung und entspricht ganz Ihrem Bewegungsbedürfnis. Erst einmal lauschen die Ohren. Sie spüren den Rhythmus in Ihrem Körper. Ist es die richtige Musik? Finden Sie in ihr die passende Schwingung? (Sie können z.B. in die Musik-

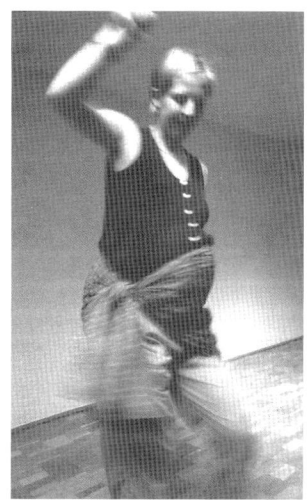

vorschläge dieses Buches hineinhören.) Die Musik soll Sie in ein angenehmes inneres Pulsieren bringen, in das schöne Gefühl „in Einklang" mit sich selbst, in Ihrem Takt zu sein. Der Atem soll dabei angenehm fließen können. Lassen Sie sich Zeit bei Ihrer Suche. Denn es kann gut sein, dass diese Musik immer dann nützlich sein wird, wenn Sie in Ihren Rhythmus kommen, sich finden möchten. Auch später beim Gebären wird diese Musik vielleicht sehr hilfreich sein, damit Sie in Ihren Gebärrhythmus finden.

Wo beginnen Sie Ihren Tanz? Welches Körperteil drängt als erstes danach, sich im Rhythmus der Musik zu bewegen? Lassen Sie sich vom Rhythmus tragen. Richten Sie Ihre Bewegungen ganz auf den Rhythmus ein, so dass Sie sich wohlfühlen und Ihr Tanz und der Rhythmus zusammenfinden können.

Hören Sie, wie der Rhythmus immer weiter pulsiert? Vielleicht möchten die Hände rhythmisch dazu klatschen, vielleicht möchte das Becken sich beteiligen oder auch die Stimme einfallen. Vielleicht möchten die Füße eine sich im Rhythmus wiederholende kleine Schrittfolge dazu erfinden. Diese Schrittkombination ist so einfach wie der Rhythmus. Alles geht ganz von allein, ohne Anstrengung, immer weiter, leicht und mühelos. Macht einfach Spaß und tut gut. Wenn Sie so im Rhythmus sind, befinden Sie sich im Gleichgewicht, einem Zustand innerer Ruhe.

Vielleicht entdecken Sie, dass ihre einmal gefundene Musik nicht immer passt. Dann empfehle ich Ihnen, sich mehrere Musikstücke mit unterschiedlichen Rhythmen auszusuchen. Je nach Stimmungslage können Sie dann nach dem einen oder anderen Rhythmus tanzen.

Neugierig auf andere Rhythmen sein und den eigenen Rhythmus bewahren

So lernen Sie mit fremden Rhythmen klarzukommen

Wir werden durch den Rhythmus, den wir wahrnehmen, zum Beispiel beim Musikhören, beeinflusst. Der Puls, die Atmung, der Gang wird schneller oder langsamer, schwerer oder leichter. Jeder Rhythmus wirkt auf unsere Befindlichkeit. Aus dem Rhythmus kommen bedeutet im Ungleichgewicht sein, hin und her schwanken, unruhig und unsicher werden, ein Befinden, ein Gefühl, dass wir durch Wiederfinden des Gleichgewichtes zu beenden trachten. Wenn unsere körperlichen Vorgänge wie Atmung, Herzschlag, Schlaf, Verdauung aus dem Rhythmus kommen, fühlen wir uns unwohl. Psychisch wirkt sich dieses rhythmische Durcheinander in schlechter Laune und auch Angst aus, die sogar bis zur Todesangst gehen kann.

Auch das menschliche Miteinander können wir als rhythmisches Konzert betrachten, bei dem es Harmonie aber auch totales Durcheinander gibt, bei dem wir uns aufgehoben, gehalten fühlen können, aber auch übertönt, gehetzt, gelangweilt. Die meisten Schwangeren fühlen sich dann wohl, wenn sie ihre körperlichen Bedürfnisse im Einklang mit dem neuen Rhythmus leben können und wenn auch ihre Umgebung, ihre Beziehungen diesen Rhythmus akzeptieren und ihre Arbeitsbedingungen ihn zulassen.

Mit der Geburt kommt ein Ereignis auf Sie zu, bei dem Sie Hilfe und Unterstützung durch die Hebamme, die Ärztin, den Arzt erwarten können. Die meisten Frauen begeben sich zur Geburt in einen Kreißsaal, an einen Ort mit viel Unbekanntem. Eine der größten Sorgen vieler Frauen ist, ob sie sich mit den womöglich fremden Menschen und in der ungewohnten Umgebung wohlfühlen werden. Was Sie selbst dazu tun können, dass Sie sich wohlfühlen, ist lernen, trotz anderer Schwingungen in Ihrem eigenen Rhythmus, bei sich und Ihren Bedürfnissen zu bleiben. Das geht nur, wenn Sie Ihren Rhythmus kennen und darauf vertrauen. Und wenn Sie lernen, Ihren Rhythmus zu bewahren, auch wenn Irritationen von außen auftauchen. Dieser Tanz ist eine spielerische Übung dafür.

Nehmen Sie eine Musik, die Ihnen ganz fremd ist oder die zur Zeit gar nicht zu Ihrem Tempo und Ihrem Bewegungsbedürfnis zu passen scheint. Es ist sicher eine kleine Herausforderung, danach zu tanzen, doch die Übung lohnt! Außerdem können Sie jederzeit aufhören, wenn Sie merken, dass dieser Tanz zu viel Anstrengung verlangt. Wenn die Musik erklingt, achten Sie zunächst darauf, dass der Atem in angenehmem Tempo fließen kann. Egal, was passiert, atmen Sie ruhig und entspannt weiter. Und nun beginnen Sie zu tanzen. Suchen Sie das für Sie passende Tempo, die für Sie passende Bewegung. Bleiben Sie in Ihrem Wohlbefinden. Lassen Sie sich von der Musik nicht beirren, sondern bleiben Sie bei sich. Am Anfang mag sich dies wie eine Art Kampf mit der Musik anfühlen, doch vielleicht finden Sie mit der Zeit heraus, dass auch in dieser Musik etwas steckt, mit dem Sie im Tanz etwas anfangen können, was Ihnen Spaß macht. Lassen Sie eine spielerische Neugierde entstehen.

Vielleicht können Sie in dieser Musik nichts finden, an das Sie anknüpfen möchten. Sie empfinden sie nur als störend und können nichts angenehmes oder spannendes entdecken. Dann nehmen Sie es als Übung, sich in Ihrem Rhythmus zu behaupten, beim eigenen Rhythmus in Atmung und Bewegung zu bleiben, ganz unabhängig davon, was um Sie herum geschieht. Schließen Sie an diesen Tanz auf jeden Fall eine angenehme Musik an, in die Sie genüsslich hineingleiten können.

5. Einladung: Afrikanischen Trommeln nachspüren

Tanzen nach afrikanischen Trommeln stärkt die Wirbelsäule und das Selbstvertrauen

Diese Einladung will Sie ermuntern, sich während der Schwangerschaft mit den Anteilen des afrikanischen Tanzes anzufreunden, die auch bei wachsendem Bauch angenehm sein können. Hier geht es um die Beweglichkeit Ihrer Wirbelsäule und um Ihren guten Kontakt zum tragenden Boden. Afrikanisches Tanzen ist voll schneller Bewegungen, manchmal mit Sprüngen, manchmal mit gestampftem Bodenkontakt. Die meisten Schwangeren, die vor ihrer Schwangerschaft afrikanische Tanzbewegungen gern mochten, hören mit Sprüngen irgendwann auf, weil das dem wachsenden Bauch nicht mehr gefällt. Auch Stampfen empfinden viele Schwangere als unangenehm, weil der Druck nach unten zu stark wird. Ich habe jedoch immer wieder Schwangere erlebt, die gerade diese Art zu tanzen genossen haben. Entscheiden Sie selbst, was zu Ihnen passt.

Im afrikanischen Tanz bewegt sich der Rücken stets auf eine fließende dynamische Weise. Der Rücken mit der Wirbelsäule und den Rückenmuskeln ermöglicht uns die aufrechte Haltung. Er entscheidet also, wie wir dastehen in der Welt, welche Haltung wir zur Welt einnehmen. Die Kraft des Rückens, die aus den Rückenmuskeln und Beckenbodenmuskeln kommt, ist eine aktive, nach vorne strebende Kraft, verbunden mit Stärke und Willen. Ausdrücke aus dem Alltag machen das deutlich: „aufrecht sein", „Rückgrat haben", „mit erhobenen Haupt", aber auch „etwas auf die Schultern nehmen", „sich aufladen". Die Wirbelsäule gibt die Kraft, sich auch Schweres oder Anstrengendes zuzutrauen. Die starke afrikanische Trommelmusik können Sie in der Schwangerschaft als Kraftquelle nutzen, die Ihren Mut und Ihr Selbstvertrauen verstärken kann.

Das Spiel mit der Wirbelsäule

In der Schwangerschaft hat der Rücken besonders viel zu tragen. Die Wirbelsäule muss das wachsende Baby und das zunehmende Körpergewicht aushalten. Der Bauch wächst Richtung Rippenbogen nach oben. Irgendwann zwischen der 32. und der 38. Schwangerschaftswoche ist es kaum noch möglich, sich nach vorne zu beugen, und ein Gefühl der Unbeweglichkeit des gesamten Rumpfes kann entstehen. Vielleicht geht es Ihnen wie vielen Schwangeren und Sie leiden unter Rückenschmerzen. Diese entstehen dadurch, dass die Wirbelsäule starr gehalten wird, meistens im Hohlkreuz. Und die Schmerzen werden immer schlimmer, weil der Rücken wegen des Schmerzes immer weniger bewegt wird. Dabei ist die Bewegung des Rückens der Weg zur Vorbeugung und zur Linderung Ihrer Schmerzen! Durch den Wirbelsäulentanz wird der ganze Rücken mit allen Muskeln gelockert und gestärkt zugleich.

Mit dem Wirbelsäulentanz kneten Sie den Rücken durch

Afrikanische Trommelmusik bringt Ihren Rücken in Bewegung! Dafür eignet sich eine eher ruhige Trommelmusik. Beginnen Sie Ihren Tanz im Stehen an einem Platz. Die Füße stehen in Verlängerung der Hüften auf dem Boden, die Knie sind locker. Der Atem fließt auf angenehme Weise. Versuchen Sie, ein Gefühl für Ihre aufrecht gehaltene Wirbelsäule zu entwickeln. Vielleicht können Sie sich vorstellen, dass eine unsichtbare Hand Sie leicht am Scheitel hält, so dass Sie ganz aufrecht sind, ohne sich dabei anzustrengen. Spielen Sie ein wenig mit der Wirbelsäule. Probieren Sie, wie es ist, wenn Sie sich zunächst gerade aufstellen, dann strecken und dann sacken lassen. Starke Streckung der Wirbelsäule bringt Sie ins Hohlkreuz und Sie strecken die Brust heraus. Sacken lassen macht die Wirbelsäule rund. Sie finden Ihre beiden Pole, die für Sie noch angenehm sind. Zwischen diesen beiden Polen gibt es viele Bewegungsmöglichkeiten, auch mit schwangerem Bauch. In fließenden Bewegungen kneten sie Ihre Wirbelsäule durch. Sie massieren sie in aufsteigender und absteigender Bewegung oder seitlich in Schlangenbewegungen, so als ob Sie sich genüsslich an einem Baum kratzten. So können Sie die Freude an der Bewegung der Wirbelsäule tanzen und dabei gleichzeitig die Grenzen des Angenehmen erfahren.

Musik: z. B. Guem et Zaka , Best Of Percussion, La Foret Vierge

Wenn Sie von Zeit zu Zeit in der einen oder anderen Position innehalten oder sich ganz langsam bewegen, entdecken Sie vielleicht, dass mit der einen oder anderen Haltung der Wirbelsäule eine innere Haltung zur Welt verstärkt wird? Vielleicht fühlen Sie sich mit herausgestreckter Brust wie eine stolze Tänzerin oder angriffsbereite Kämpferin? Vielleicht mit rundem Rücken zurückgenommen, oder auch ganz entspannt und gelassen? Dies sind meine Ideen zu diesen

Vielleicht verändert sich mit der Körperhaltung auch Ihre Selbstwahrnehmung

Haltungen, Ihre können ganz anders sein! Lassen Sie sich Zeit beim Finden Ihrer Assoziationen. In diesem Spiel können Sie Ihre alltägliche Haltung der Wirbelsäule bewusster erkennen. Und vielleicht entdecken Sie, dass es Ihnen gut tut, die Wirbelsäule auch einmal anders zu halten.

Ist Ihr Rücken jetzt, am Ende des Tanzes, wärmer geworden? Die gute Durchblutung verstärkt die Kraft des Rückens. Vielleicht merken Sie nun die verspannten Muskeln noch stärker und haben das Gefühl, dass die Schmerzen eher zugenommen haben? Dann gleicht der Tanz einer Massage, die ebenfalls die empfindlichen Stellen zunächst schmerzhaft ins Bewusstsein rückt. Suchen Sie dann in Ihrem Wirbelsäulentanz die passende Mischung zwischen lockernden und kräftigenden Bewegungen. Auf diese Weise wird der Tanz behutsam, aber täglich für einige Minuten wiederholt, ein Weg zur Linderung Ihrer Beschwerden.

Musik: z. B. Youssou N'Dour, The Guide, My People

Intensiver wirkt der Wirbelsäulentanz in Kontakt mit einer Wand, Säule oder einem Baum, weil dann der Rücken gleichzeitig Halt bekommt und massiert wird. Besonders angenehm ist er zu zweit, Rücken an Rücken. Auf diese Weise durchbluten sich zwei Rücken kräftig gegenseitig. Achten Sie dabei darauf, dass bei Ihrem gemeinsamen Tanz alle Bereiche des Rückens einmal in Berührung kommen, besonders aber das Kreuz.

Bodenkontakt

Bei manchen afrikanischen Tänzen geht es auch um das Erlebnis intensiven Kontaktes zum Boden. Die Trommeln erden den Körper, verlocken dazu, bei jedem Schritt den ganzen Fuß aufzusetzen, das Becken mitschwingen zu lassen. Auch dieser Teil des afrikanischen Tanzes kann für Sie als Schwangere sehr angenehm sein und ist eine gute Vorbereitung auf die Geburt. Den Boden unter den Füßen spüren und dabei so kräftig oder sanft das Becken mit bewegen, wie es gut tut, bereitet Sie vielleicht noch intensiver als das Schaukeln im orientalischen Tanz (siehe 2. Einladung) auf das Niederkommen vor.

Der Boden gibt Halt und Schwung

Eine afrikanische Trommelmusik verlockt Sie zunächst einmal dazu, sich durch den Raum zu bewegen. Bei jedem Schritt spüren Sie mit dem ganzen Fuß den Boden. Er gibt Halt und Schwung zugleich. Probieren Sie aus, wie kräftig Sie auftreten möchten. Das ist nämlich, wie so vieles im Tanz, bei jeder Schwangeren unterschiedlich. Ist für Sie eher ein leichter Kontakt angenehm? Oder entdecken Sie, dass Sie Lust bekommen mit den Füßen zu stampfen? Tun Sie, was Ihnen gefällt! Mit der Zeit pflanzt sich der Schwung immer weiter in Ihrem Körper fort. Auch das Becken schwingt mit.

Musik: z. B. Guem et Zaka, Best of Percussion, La Giraffe Mambo oder Le Serpent

Vielleicht ist es jetzt das Richtige, für eine Weile an einem Platz zu bleiben. Die Füße hüftbreit oder weiter auseinander stellen. Und jetzt die Oberschenkel so tief beugen, wie es gerade gut tut. In dieser Beugung spüren Sie den Boden besonders stark unter sich und geben wippend nach unten nach. Dies ist eine intensive Beckenbodenöffnung und Beinkräftigung, die Sie auf die Geburt vorbereitet. Nicht jeder Schwangeren ist sie angenehm. Oft nimmt die Freude an dieser Bewegung im Laufe der Schwangerschaft zu, weil das Ereignis des Niederkommens näher rückt und Sie immer bereiter dazu werden. Diese Tanzidee ist eine besonders gute Vorbereitung auf eine aufrechte Gebärposition. Aus Afrika stammt die Idee, von einem Seil gehalten im Stehen zu gebären. Fotos

Tieferkommen im Tanz bereitet Sie aufs Niederkommen beim Gebären vor

und Filme haben diese Möglichkeit auch zu uns gebracht. Heutzutage befinden sich in vielen Gebärräumen feste Seile für Sie. Vielleicht haben Sie zu Hause die Möglichkeit, sich beim Tanzen ebenfalls irgendwo festzuhalten oder abzustützen, damit die Anstrengung für die Beine nicht zu groß wird.

6. Einladung: Neue Ordnungen finden

Schwangerschaft ist eine Zeit der Neuordnung. Ihr bisheriges Leben verändert sich unweigerlich. Das bringt neben aller Freude auch Sorge darum, wie alles gehen wird. Da kann es eine große Erleichterung sein, wenn Sie merken, dass vieles von ganz allein geht. Das Baby wächst nach seinem eigenen Plan, ohne dass Sie aktiv etwas dazu tun müssen.

Und es kann beruhigend sein, dass auf manche Fragen, die Sie sich stellen, schon Antworten gefunden worden sind. Eltern, Großeltern, Geschwister und Freunde halten viele praktische Lösungen parat. Und es kann auch entlastend sein, sich selbst in einem ordnenden sozialen, spirituellen Zusammenhang zu erleben, der das Gefühl des Alleinseins aufhebt.

Erleben Sie im Tanz Hingabe an Unvermeidbares und die Möglichkeiten zur Entscheidungsfreiheit

Schwanger sein bedeutet ja auch, am eigenen Leib zu erleben, dass etwas mit Ihnen geschieht, auf das Sie nur bedingt Einfluss haben. Sowohl im Körper und in Ihren Gefühlen und Gedanken als auch in Ihrem sozialem Leben, in Ihrer Familie und Partnerschaft sowie im Freundeskreis und Ihrer Arbeitswelt ergeben sich Veränderungen, entstehen neue Ordnungen der Dinge ohne Ihr Dazutun. Mancher Schwangeren fällt es besonders schwer, diesen Aspekt des Schwangerseins zu akzeptieren. Vielleicht merken Sie jetzt, dass Ihr Leben nach anderen Regeln läuft, als Sie es gedacht hatten. Vielleicht suchen Sie nach einem Weg, die gut gemeinten Ratschläge anderer nicht als Schläge gegen Ihre Eigenständigkeit sondern als Unterstützungsangebote zu nehmen.

Die Geburt verläuft nach uralten Körperregeln, die sich in der Menschheitsgeschichte bei Millionen von Frauen bewährt haben. Die Gewissheit, dass es ein tief in Ihnen wohnendes Wissen um diese Regeln gibt, das völlig unabhängig von Ihrem Denken existiert, kann Ihnen eine große Sicherheit geben und Vertrauen, sich dem Unbekannten zu öffnen. Jeder Mensch, dem Sie in Ihrem Leben begegnen, ist im Mutterleib gewachsen und die meisten sind schließlich auf natürlichem Weg geboren worden.

Sie selbst sind für Ihr Kind zur Zeit der sichere, tragende, nährende Körperraum, Ausdruck völliger Geborgenheit. Ihr Kind, das in totaler Abhängigkeit von Ihnen in Ihnen existiert, zeigt Ihnen dabei jedoch gleichzeitig, wahrscheinlich vor allem in seinem Schlaf- und Bewegungsbedürfnis, dass es dennoch schon jetzt in mancher Hinsicht völlig eigenständig ist. Das Leben zeigt sich auch für Sie jetzt in diesen beiden Aspekten deutlich. Auch Sie spüren wahrscheinlich mehr als zuvor die Abhängigkeit, aber auch die Verlässlichkeit, von dem, was wir Schicksal nennen mögen, und beschäftigen sich dabei gleichzeitig mit Ihrem persönlichen Spielraum bei der Gestaltung Ihres Lebens.

Vertrauen in die tragende Kraft der grundlegenden Regeln des Lebens zu empfinden, Hingabe in das Unvermeidbare zuzulassen, hilft, sich auf all das Neue ein-

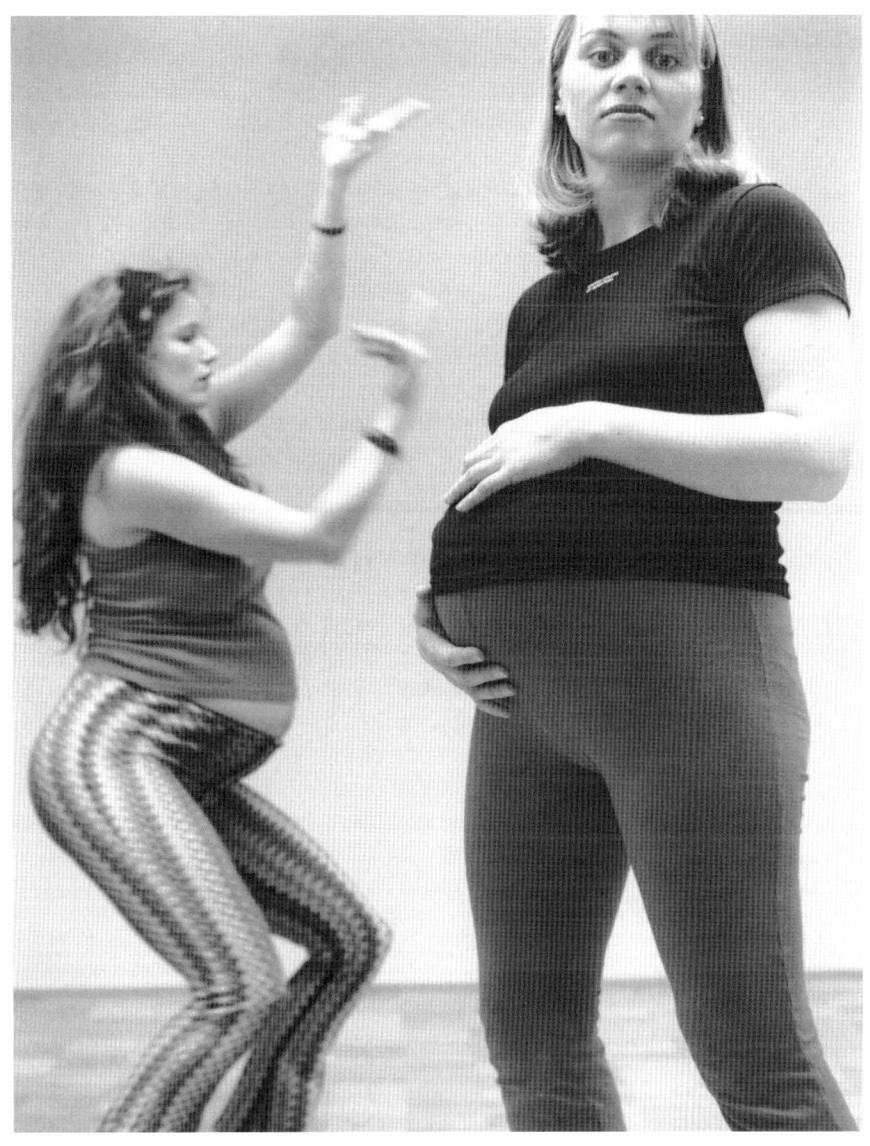

zulassen. Dabei den Blick auf die Möglichkeiten zu eigenen Entscheidungen zu bewahren, gibt Freiheit. Diese Gedanken möchte ich mit dieser Einladung in Ihnen verstärken.

Schritt für Schritt

Sorgen Sie vor Beginn des Tanzes besonders dafür, dass Sie sich in dem Raum, in dem Sie tanzen werden, wohl fühlen, also dass er eine angenehme Temperatur und gute Luft hat. Der getragene Rhythmus langsamer Barockmusik gibt Ihrem Tanzraum einen festen Rahmen. Lassen Sie ihn zunächst auf sich wirken, bis Sie irgendwann gemessenen Schrittes mitgehen. Ein Schritt folgt auf den nächsten, ganz von allein und ohne Anstrengung. Bei jedem Schritt übergeben Sie Ihr Körpergewicht ganz dem Boden. Der ganze Fuß spürt den festen Grund des Bodens. Der Boden ist das Fundament dieses Raumes. Er gibt Ihnen die Sicherheit, dass er Sie trägt. Die Schwerkraft der Erde bringt Ihren Fuß immer wieder zum Boden. Ein Fuß folgt auf den anderen, in stetigem Wechsel. So beschreiten Sie den Raum. Lassen Sie dabei zu, dass es sich einfach gehen lässt in diesem sicheren Raum.

Schritt für Schritt gehen gibt Sicherheit

Die Augen können diesen Raum bei dem ruhigen Gang in seiner ganzen Form wahrnehmen. Sie sehen und beschreiten ihn in seiner Länge und Breite, betrachten seine begrenzenden Wände. Stellen Sie sich dabei vor, wie es für Ihr Baby ist, das in Ihrer Gebärmutter in seinem sicheren Raum lebt und Sie darin von innen wahrnimmt.

Musik: *z. B. Pachelbel, Canon oder Vivaldi, Die Vier Jahreszeiten, Frühling*

Auch in die Höhe schauen Ihre Augen, zur schützenden Decke. Vielleicht möchten Sie die Arme ausstrecken, um den Kontakt zur Decke noch deutlicher herzustellen. Vielleicht befinden sich Gegenstände im Raum. Sie können sie als Ziele Ihres Weges nehmen, auf die Sie zugehen. Und sich dann einer anderen Richtung zuwenden. Durch die begrenzenden Wände und die Gegenstände entstehen unsichtbare Linien, die Sie auf Ihrem Weg durch den Raum beschreiten. Vielleicht erhalten Sie von der Musik Impulse anzuhalten oder weiterzugehen. Ihr Weg durch den Raum verläuft in verschiedene Richtungen. Ein stetiges Voranschreiten in geraden Linien, in Schlangenbewegungen oder im Zickzack. So gehen Sie, geleitet von unsichtbarer Hand, im schützenden Raum und doch von Ihrer persönlichen Wahrnehmung und Gestaltung beeinflusst. Irgendwann wählen Sie in aller Ruhe eine Stelle des Raumes für das Ende Ihres Tanzes. Atmen Sie noch eine Weile bewusst für sich und das Baby und lassen den Tanz auch innerlich ausklingen.

Verstärken Sie mit Tanzen Ihr Vertrauen in das Leben

Kreistänze

Wenn Sie merken, dass Ihnen diese meditative Form des Tanzes besonders gut tut, empfehle ich Ihnen, sich umzuschauen, ob sich Gelegenheit bietet, in einer Gruppe so genannte Kreistänze zu tanzen. Dies sind oft sehr alte, leicht erlernbare Gruppentänze, die nur aus wenigen Schritten bestehen. Körperlich sind sie nicht anstrengend, auch als Schwangere können Sie höchstwahrscheinlich ohne weiteres mittanzen. Manchmal sind die Tänze mit gemeinsamem Gesang verknüpft. Diese Tänze geben den Tanzenden ein tiefes, spirituelles Gefühl von Zusammengehörigkeit und Zugehörigkeit.

7. Einladung: Mit den Armen zur Leichtigkeit

Viele Schwangere klagen darüber, dass der wachsende Bauch sie immer behäbiger macht. Vor allem Beine und Füße fühlen sich schwer an. Tatsächlich ist es auch so, dass die Blutgefäße jetzt weiter gestellt sind. Das Blut sackt wirklich in die Beine hinein. Und die vermehrte Körperflüssigkeit, die sich im Körper einer Schwangeren ansammelt, sackt bei vielen in die Füße und in die Hände. So entstehen unangenehme Ödeme. Das Gewicht, das Blut, die Körperflüssigkeit, alles dies zieht nach unten zum Boden und macht unbeweglich. Bei manchen Schwangeren fühlen sich außerdem die Hände taub an und tun sogar weh.

Haben Sie auch solche Beschwerden? Vielleicht hat Ihnen Ihre Hebamme oder Ihr Arzt erklärt, dass dies alles harmlos sei, dass die Ödeme eine wichtige zusätzliche Flüssigkeitsreserve seien und ganz bestimmt nach der Geburt wieder verschwinden würden. Vielleicht haben sie auch Tipps erhalten, wie die Beschwerden zu lindern sind. Meiner Erfahrung nach ist es, neben Schwimmen gehen, das beste, in solchen Situationen zu tanzen!

Durch die Bewegungen im Tanz wird die Durchblutung angeregt. Das Wasser, dass sich in den Händen und Füßen eingelagert hat, kommt in Fluss und verteilt sich im Körper. Sie lindern Ihre Beschwerden mit Tanzen auf eine gesunde Weise. Besonders entlastend ist dann der Tanz mit den Armen. Die Armbewegungen regen vor allem den Rückfluss aus den Armen und Händen an. Es erleichtert deshalb auch bei Taubheitsgefühlen und Schmerzen in den Händen. Mit den Armen zu tanzen gibt Ihnen Leichtigkeit für den ganzen Körper. Es ist ein wenig wie abheben, auch mit Bauch. Sehnen Sie sich danach, wieder beschwingt zu sein? Dann ist diese Einladung für Sie das Richtige!

Mit Armbewegungen tun Sie etwas gegen Schwerfälligkeit und Luftnot

Der Tanz mit der Luft
Sie beginnen Ihren luftigen Tanz indem Sie zunächst den Raum, in dem Sie tanzen möchten, mit einem angenehmen Tempo durchgehen, durchwandern, durchtanzen, durchschreiten, wie Sie gerade möchten. Nehmen Sie diesen gesamten Raum wahr, seine Größe, seine Form, seine Höhe. Machen Sie sich dabei klar, dass dieser Raum von Luft erfüllt ist. Vollständig angefüllt mit diesem durchsichtigen, lebenswichtigen Stoff, bis in die kleinsten Ecken und in allen Richtungen. Dieser Raum existiert erst durch die Luft. Ohne sie wäre er ein Vakuum. Sie sind umgeben von der Luft, die aus unzähligen federleichten und unsichtbaren Partikeln besteht. Die Luft ist da zum atmen, zum leben, sie macht Bewegung in diesem Raum erst möglich.

Tanzen Sie durch diese Luft, mit dem Gefühl, diese Luftpartikel zu bewegen, mit der Luft in Kontakt zu kommen. Die Luft ist ihre Tanzpartnerin. Ihr Körper wedelt mit der Luft umher, Sie bringen die Luft und die Luft bringt Sie in Schwung. Sie wehen umher, getragen von der Luft, und jeder Partikel der Luft spürt Ihren Tanz. Dieser Tanz benötigt keine Eile, auch mit langsamen Bewegungen können Sie Ihren bewussten Kontakt mit der Luft um sich herum aufnehmen.

Der Raum um Sie herum ist erfüllt mit Luft zum Atmen und Bewegen!

Musik: *z. B. mit Lighthouse Family, Ocean Drive, Lifting*

Der innere Atemraum
Haben Sie das Bedürfnis, frische Luft in den Tanzraum zu lassen? Öffnen Sie das Fenster und stellen Sie sich in die Nähe des geöffneten Fensters. Spüren Sie den leichten Wind, der nun hereinweht? Riechen Sie die frische Luft? Duftet Sie angenehm?

Atmen Sie diese frische Luft ein, lassen sie in sich hineinströmen, und geben Sie beim intensiven Ausatmen wieder ab, was Sie nicht mehr benötigen. Durch Ihren Atem befinden Sie sich in einem ständigen Austausch mit der Luft, solan-

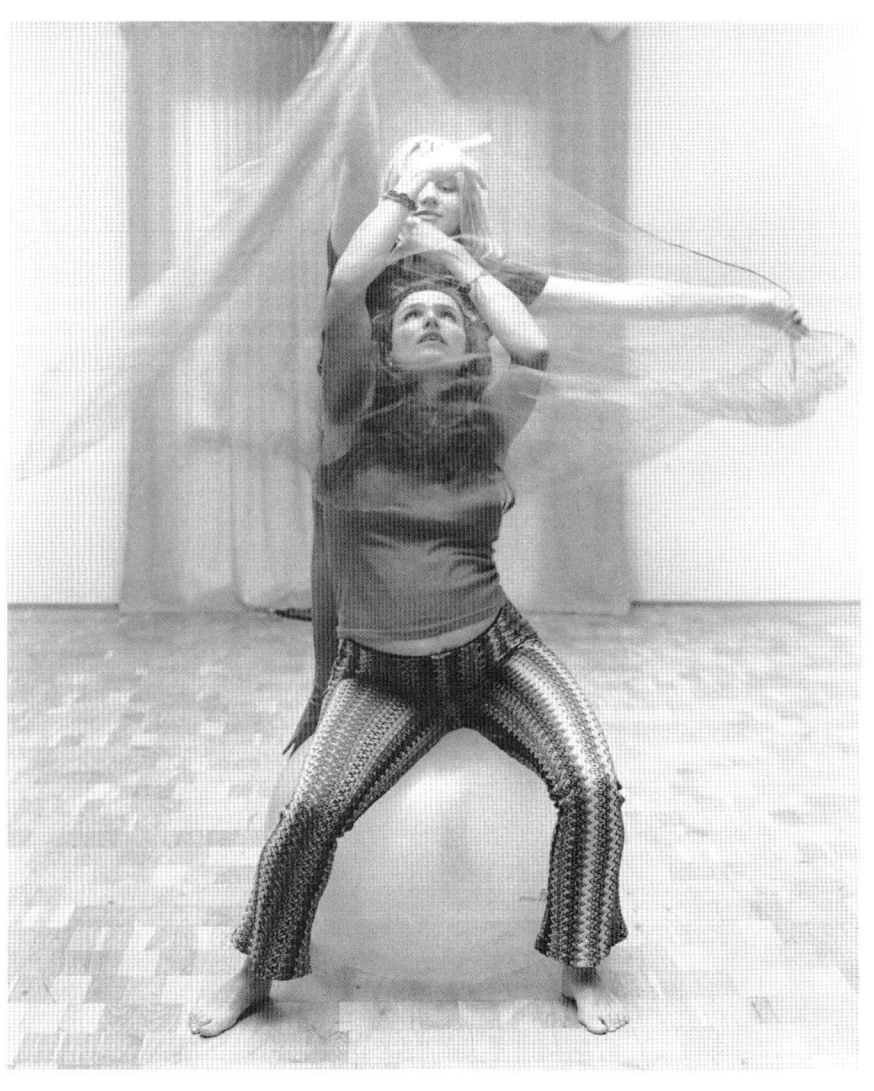

ge Sie leben. Sie haben Raum für reichlich belebende Luft in Ihren Lungen, die in Ihrem Atemrhythmus schwingen. Bleiben Sie eine Weile in dieser Wahrnehmung für Ihre Atmung, die ganz von allein fließt. Vielleicht merken Sie dabei, dass es gut tut, sich auf die Ausatmung zu konzentrieren, damit das Einatmen von ganz allein und leicht geschieht. Besonders wenn Sie bemerken, dass Ihnen vor lauter Konzentration auf das Atmen schwindelig wird, sollten Sie kräftig und mit Stöhnen ausatmen!

Vergrößern Sie im Tanzen Ihren inneren Atemraum

Jetzt gehen Sie wieder in den Tanz. Bewegen Sie jetzt besonders die Arme und die Schultern. Der Tanz mit Schultern und Armen macht Ihren inneren Luftraum, die Lungen freier. Sie bewegen die Arme und die Schultern so, dass die Atmung harmonisch und angenehm wird. So finden Sie im Tanz ganz leicht in Ihren persönlichen Atemrhythmus. Lassen Sie sich von Ihrem Atemrhythmus in der Bewegung des ganzen Körpers tragen. Der Atem fließt in der Bewegung durch den Körper überall da hin, wo Sie den frischen Sauerstoff spüren möchten und wo Sie loslassen möchten.

Die Arme geben dem schweren Körper Flügel!

Während der Schwangerschaft wandelt sich der Körper. Und dabei verändert sich wahrscheinlich auch das innere Bild, dass Sie von Ihrem Körper haben. Vielleicht ist dieses Körpergefühl angenehm, Sie genießen es ganz und gar. Vielleicht aber sind Sie auch froh, dass Schwangersein ein vorübergehender Zustand ist, weil der schwere Leib auch anstrengend ist. Die meisten Schwangeren erzählen mir, dass angenehme und lästige Gefühle wechseln, je nach Situation, Stimmung, Wetter usw.

Diese Tanzidee soll Ihrem Körper Leichtigkeit geben, wenn sie Ihnen fehlt. Eine leicht beschwingte Musik trägt Sie durch den Tanz. Wenn Sie Ihren Körper zur Zeit mit einem Tier vergleichen, welches kommt Ihrem Körpergefühl am nächsten? Begeben Sie sich mit dem Körper in dieses Tiergefühl hinein! Wie sieht dieses Tier aus? Wie heißt es? Wie ist die Körperhaltung Ihres inneren Tiergefühls? Was machen die verschiedenen Körperteile bei diesem Tier, das Ihrem derzeitigen Gefühl entspricht? Wie bewegt es sich fort? Welche Geräusche macht es? Was mögen Sie an diesem Tier? Tanzen Sie dieses Tier! Irgendwann wachsen diesem Fantasietier Flügel. Sie entstehen aus Ihren Armen heraus und beginnen Flügelbewegungen. Sie erspüren tanzend, wie sie aussehen, woraus sie gemacht sind, ihre Größe, die Form, die Farben. Im Tanz fühlen Sie die Schwünge der Flügel in den Lüften. Diese Flügel machen Sie leichter, Ihr Körper gleitet mit Leichtigkeit durch den Raum. Ihr Atem schwingt mit der Flügelbewegung der Arme. Spüren Sie, wie die Atmung im Brustbereich, in den Lungenflügeln angeregt wird! Die Atmung ist leicht und angenehm. Einatmen und Ausatmen haben viel Raum. Am Ende gleiten die Bewegungen langsam aus. Sie landen sanft an einem Platz in Ihrem Raum. Ruhen Sie sich von der kleinen Flugreise aus.

Mit dem Tuch Wind erzeugen

Diese Tanzidee mit einem luftigen Tuch ist vom orientalischen Schleiertanz abgeleitet und wird von leichter orientalischer Musik begleitet. Nehmen Sie ein leichtes Tuch oder einen luftigen Schal in ihre Hände und spielen ein wenig, um sich damit vertraut zu machen. So ein leichtes Tuch hat „Flugeigenschaften", die mit einem Drachen zu vergleichen sind. Wenn Sie das Tuch straff zwischen Ihren beiden Händen halten und es dann sch wingen, trägt die Luft es leichter. Das Tuch kann sich in sich verwickeln, dann lassen Sie an einer Seite einfach los. Es kann Spaß machen, das Tuch auch mit einem Arm zu wedeln und dabei zu tanzen! Oder es in die Luft zu werfen und mit Leichtigkeit wieder aufzunehmen. Sie können Ihr Tuch fliegen lassen, wie es Ihnen Freude macht. Hoch über den Kopf – wie ein Zelt? Nah am Boden – wie bunte Wolken? Vor sich in kreisenden Schwingungen, um sich herum. Sie können sich einhüllen in das Tuch. Aus dem Verborgenen die Welt betrachten. Das Tuch kann den Körper durch den Raum begleiten. Es kann hinter Ihnen wehen – eine Schleppe? Sie können es vor sich durch den Raum fliegen lassen. Sie können sich im Kreis drehen mit dem Tuch.

Tanzen kann dem schwerfälligen Körper Leichtigkeit geben

Musik: *z. B. mit Andreas Vollenweider, Behind the Gardens- Behind The Wall – Under The Tree*

Auch ein luftiges Tuch bringt Leichtigkeit

Musik: *z. B. Brian Keane & Omar Faruk Tekbilek, Beyond The Sky, Kolaymi*

Alles ist gut, was Ihnen Spaß macht und gut tut. Geben Sie sich beim Tanz mit dem Tuch ganz Ihrer Fantasie hin. Vielleicht möchten Sie am Ende, die Arme gesenkt, das Tuch haltend oder mit umgewickeltem Tuch, noch eine Weile durch den Raum gehen. Sie spüren noch die Winde, die frische warme Brise, die Ihr Tuch bewegt hat. Und umhüllen sich damit.

8. Einladung: Ausruhen im Tanz

Diese Einladung ist für den Fall erdacht, wenn der Geist und die Seele tanzen möchten, der Körper jedoch nicht so kann oder will, also eher Ruhe sucht. Gerade Schwangere, denen wegen zu heftiger Schwangerschaftswehen oder anderer Komplikationen Ruhe verordnet wurde, entwickeln manchmal ein starkes Bedürfnis nach Bewegung. Sie fühlen sich nicht krank, haben keine Beschwerden, die sie von allein dazu bringen würden, sich so in Ruhe zu halten. Manchmal scheint es so, als bewirke oder verstärke diese erzwungene Ruhe eine innere Unruhe, die die Wehen dann erst recht schürt. In dieser Situation kann es sinnvoll sein, Geist und Seele zu lockern und durch das Tanzen auf dem Ball oder sogar im Liegen zu besänftigen. Aber auch wenn Erschöpfung Ihren Körper dazu bringt, Ruhe zu suchen und damit Beschwerden zu lindern oder wenn Sie einfach Lust dazu haben, dem Körper im Tanz Ruhe zu gönnen, sind die folgenden Möglichkeiten für Sie besonders geeignet.

Tanzen im Sitzen auf dem Ball

Manchmal ist es gut, dem Körper Ruhe zu geben und trotzdem zu tanzen

Der Tanz auf dem Ball wird von vielen Schwangeren immer wieder gern gewählt, oft auch als Abwechslung zu Bewegungen durch den Raum. Falls Sie keinen Sitzball zur Verfügung haben, können Sie auch einen stabilen Hocker oder einen Stuhl benutzen. Ein Sitzball hat jedoch den Vorteil, dass er mitschwingt. Er ist ein ideales Sitzmöbel für Schwangere, weil er den Rücken entlastet und das Becken Bewegungsfreiheit hat. Sie werden auch beim Abschnitt Geburt und Säuglingszeit auf ihn und seine Möglichkeiten zum Tanzen treffen. Falls Sie sich also entschließen, einen zu kaufen, finden Sie Sitzbälle in Sanitätshäusern. Auch Krankenkassen verkaufen sie, dort sind sie meistens preiswerter. Es gibt Bälle in verschiedenen Größen, Erwachsene brauchen, je nach Körpergröße, einen Ball von 55 bis 65 cm. Die richtige Sitzhöhe haben Sie, wenn Oberschenkel und Unterschenkel im rechten Winkel zueinander stehen und Sie bequem mit den ganzen Fußsohlen auf den Boden reichen.

Auf dem Ball tanzen entlastet die Beine

Machen Sie es sich auf dem Ball bequem. Für Schwangere ist es besonders wichtig, sicheren Kontakt der Füße zum Boden zu haben. Deshalb vielleicht rutschfeste Schuhe oder Socken anzuziehen. Auf einen Hocker oder Stuhl setzen Sie sich so, dass Sie nur mit den Pobacken Kontakt herstellen. Sie sitzen also so weit vorne, dass die Oberschenkel in der Luft schweben. Wenn Sie die richtige Sitzposition gefunden haben, wenden Sie sich der Wirbelsäule zu.

Zu Beginn ist es gut, ein Gefühl für die locker aufgerichtete Wirbelsäule zu haben, so dass die Atmung frei fließen kann. Weder Hohlkreuz noch eingesunkener Rücken ist als Dauerhaltung gut. Auch das Becken kann sich leichter bewegen, wenn die Wirbelsäule aufgerichtet ist. Von dieser Position gehen Sie in den Tanz.

Das Kreuz lockert sich und die Beine haben Pause

Dass Tanzen gegen Kreuzbeschwerden helfen kann, haben Sie schon gelesen und vielleicht ausprobiert. Auch im Sitzen können Sie diese Wirkung genießen und geben den Beinen die Pause, die sie benötigen. Der Atem fließt entspannt. Vielleicht schließen Sie die Augen. Der Ball trägt Sie, Sie können sich ganz den entspannenden Bewegungen hingeben. Das Becken genießt all die schönen Bewegungen, die jetzt möglich sind. Die Wirbelsäule geht mit den Bewegungen mit. Vielleicht rollt das Becken genüsslich in kreisenden Bewegungen. Vielleicht schaukeln Sie mit dem Becken hin und her oder auch vor und zurück. Alle Symbole, die beim orientalischen Tanz für das Becken beschrieben wurden, können Sie auf dem Ball tanzen! Auch die Beckenbewegungen aus Lateinamerika eignen sich für den Tanz im Sitzen. Vielen Schwangeren macht es Spaß, auf dem Ball auf und ab zu hüpfen. Der Ball gibt angenehmen Schwung und das Becken schaukelt locker mit.

Die Hände lassen die Luft erklingen

Der Ball bringt dem Kreuz Erleichterung

Mit diesem Tanz bringen Sie Ihren Kreislauf in Schwung, erleichtern die Hände und Arme bei Schmerzen und Ödemen und ruhen sich dabei auf dem Ball aus. Auch im Liegen können Sie ihn ausprobieren. Es kann sein, dass Sie gern Musikbegleitung möchten. Sehr schön kann es aber auch sein, bei diesem Tanz nur der eigenen inneren Musik zu lauschen.

Beginnen Sie Ihren Tanz wie eine Musikerin, die sich einspielt, indem Sie Hände und Finger aufwärmt. Aus dem Handgelenk heraus schwingen die Hände durch die belebende Luft. Die Fingergelenke wachen auf und kommen in Schwung. Die Hände mit den Fingern beginnen nun mit der Luft um Sie herum

Musik: z. B. zu Youssou N'Dour, The Guide, Seven Seconds oder Shania Twain, You`re Still The One oder Enja, Shepherd Moons, Caribbean Blue

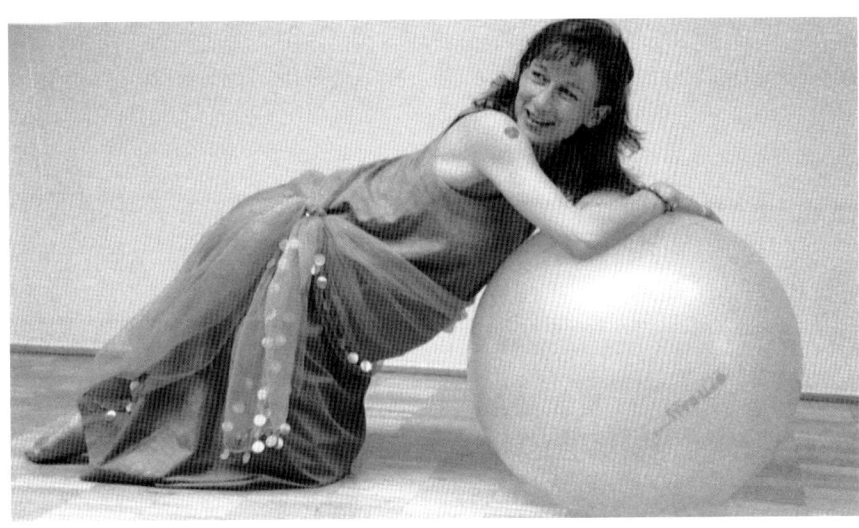

zu spielen, als sei die Luft ein unsichtbares Instrument. Sie bringen mit Ihren Bewegungen die Saiten des Instruments zum Schwingen und Erklingen. Wie fühlt sich Ihr Luftinstrument an? Wie sieht es aus? Hören Sie, welche Töne Sie ihm entlocken? Eine leichte beschwingte Melodie? Eine langsam genüssliche? Eine schwere oder leichte? Eine bekannte oder in diesem Moment ganz neu von Ihnen komponierte?

Wo spielen Ihre Hände? Ihr Luftinstrument ist überall dort, wo Sie möchten. Sie können es in verschiedenen Körperhöhen erklingen lassen, über Ihrem Kopf, an den Seiten oder um sich herum. Vielleicht wechselt die Melodie oder die Tonhöhe, je nachdem wo die Hände sich gerade befinden. Lauschen Sie der Vielfalt der Klänge! Die Hände übernehmen in diesem Konzert die Führung, der restliche Körper auf dem Ball folgt den Bewegungen der Hände. Möchten Sie die Melodie auch mit Singen begleiten? Wenn Sie ihr Konzert beenden, senken Sie die Hände wie zu einem Abschlussakkord in den Schoß zum Kind. Ihre Melodie und die Bewegungen der Hände hallen noch nach.

Musik: z. B. Kenny G, Greatest Hits, Songbird

Beckentanz im Liegen

In diesem Tanz können Sie Ihr Becken lockern und dabei ganz bequem liegen. Für den Beckentanz im Liegen stellen Sie die Füße in Verlängerung der Hüften auf den Boden. Für die Schwangere ist es auch manchmal angenehm, im Liegen die Unterschenkel (im rechten Winkel zu den Oberschenkeln) auf den Ball zu legen. Auf diese Weise erhält Ihr Becken auch im Liegen Bewegungsfreiheit. Probieren Sie so im Liegen aus, welche Beckenbewegungen Ihnen gut tun. Unterstützen Sie den Genuss der Bewegung mit Ihrer entspannten Atmung. Der Boden massiert bei diesem Tanz das Kreuz.

In Vierfüßlerposition tanzt das Becken genüsslich

Auch im Liegen lässt es sich tanzen

Musik: z. B. In Existence, Beautiful World, Wonderful World

Eine schöne Art in der Schwangerschaft zu tanzen ist auf den Händen und Unterschenkeln. Dadurch wird der Rücken völlig vom Gewicht des Bauches entlastet. Das Becken hat dabei reichlich Bewegungsfreiheit. Tanzen Sie Ihren Tanz auf einer Decke oder Matte auf dem Boden mit genüsslichen Beckenbewegungen. Falls die Hände die Position zu anstrengend finden, können Sie sich auch auf den Unterarmen abstützen. Falls Sie diese Position jetzt während der Schwangerschaft besonders entspannend finden, kann es gut sein, dass sie Ihnen auch beim Gebären helfen wird. Deshalb auf jeden Fall ausprobieren!

Den Oberkörper auf dem Ball abstützen und tanzen

Probieren Sie neue Tanzpositionen aus, die jetzt angenehm sein können

Es gibt eine weitere Möglichkeit, den Körper mit dem Ball vom belasteten Rücken weg nach vorne zu lehnen. Ersatzweise können auch gestapelte große Kissen oder die Sitzfläche eines Sofas oder Stuhls genommen werden. Sie stützen sich mit den Armen nach vorne ab. Wenn Sie einen Ball haben, können sie sich richtig über ihn legen, so wie es mit dem schwangeren Bauch geht. Sie können mit dem Oberkörper hin- und herrollen. Achten Sie darauf, dass der Rücken nicht im Hohlkreuz durchhängt, sondern möglichst rund ist, denn sonst dürfte es unangenehm sein. In dieser Position tanzen Sie Ihren Beckentanz.

Besondere Schwangerschafts- zustände und Tanz

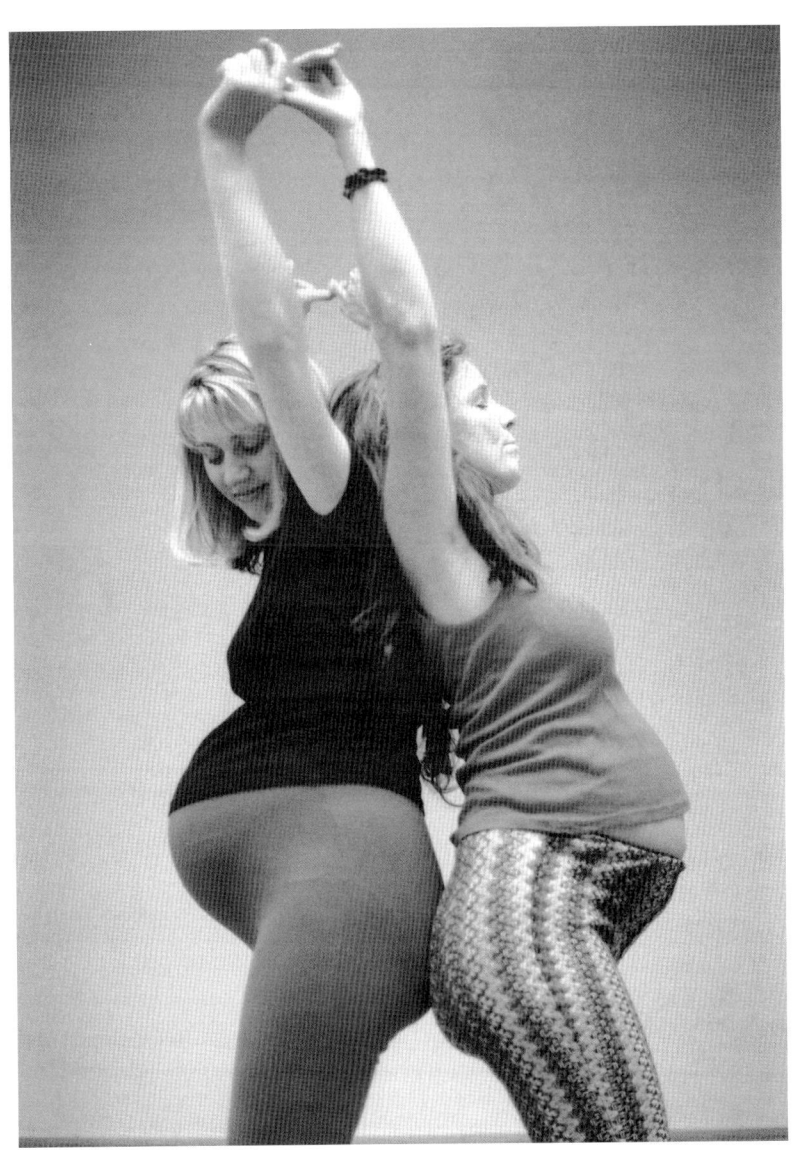

In der folgenden Liste der häufigsten Schwangerschaftsbeschwerden gehe ich darauf ein, wie Tanzen in diesen Fällen zur Linderung beitragen kann. Natürlich ist Tanzen kein Allheilmittel. Es ersetzt keineswegs die regelmäßigen Schwangerschafts-Vorsorgeuntersuchungen! Doch Tanzen kann andere Behandlungsformen in der Wirkung unterstützen.

Übelkeit

Übelkeit in den ersten Monaten und auch im weiteren Verlauf anhaltend ist eine äußerst nervenzehrende Schwangerschaftsbeschwerde. Bewegung wie Tanzen verschafft eigentlich immer Erleichterung. Außerdem lässt das Tanzen die Schwangere ihre Übelkeit für eine Zeit vergessen. Es hellt die Stimmung auf. Sie spüren ihren Körper anders, können innere Freude entwickeln, die durch die ständige Übelkeit verloren gegangen ist. Wichtig beim Tanzen gegen Übelkeit ist die frische Luft..

Kreuzschmerzen

Viele Schwangere leiden unter Kreuzschmerzen. Die Ursachen sind vielfältig. Der Grund kann eine Fehlhaltung sein, wenn Sie oft im Hohlkreuz stehen, in der „stolzen" Haltung einer Schwangeren. Hier bewirkt Tanzen mit der Betonung des Fußkontaktes zum Boden, den lockeren Knien und den Beckenbewegungen auf jeden Fall deutliche und bleibende Erleichterung bis zum Verschwinden der Beschwerden. Denn durch das Tanzen lernen Sie, Ihren Körper grundsätzlich anders zu halten. Manchmal kommt es vor, dass zu Beginn kurzfristig eine Verstärkung der Beschwerden durch die ungewohnte Haltung auftritt. Das ist wie bei einer Massage der erste Schritt zur Besserung. Tanzen Sie dann die Bewegungen noch sanfter. Geben Sie noch mehr in den Knien nach und lassen sie den Atem wirklich mit Seufzen und Stöhnen fließen. Auch auf dem Ball zu tanzen kann noch zusätzliche Erleichterung geben. Wenn die Kreuzschmerzen vom Ischiasnerv herkommen, so habe ich leider die Erfahrung gemacht , dass durch das Tanzen nur eine kurzfristige Besserung eintritt. Aber es ist auf jeden Fall im Moment erleichternd. Und Tanzen vermeidet Fehlhaltungen, die erst aufgrund der Beschwerden entstehen und zusätzliche Beschwerden machen.

Tanzen hellt die Stimmung auf

Beckenringlockerung

Tanzen erleichtert

Beckenringlockerung entsteht aufgrund der hormonellen Veränderungen in der Schwangerschaft. Der Sinn dieser Lockerung ist offensichtlich: Das Becken wird breiter und nachgiebiger, erleichtert so das Hindurchwandern des Kindes während der Geburt. Sie kann jedoch in der Schwangerschaft sehr schmerzhaft sein. Vielleicht haben Sie das Gefühl, den Halt im Becken zu verlieren, besonders beim Laufen, beim Hochkommen, beim Drehen. Die Hormone als Ursache werden sich erst nach der Schwangerschaft wieder langsam umstellen. Gegen die Schmerzen kann Tanzen jedoch auf jeden Fall nützen. Im Tanz werden die Muskeln im Becken nicht nur gelockert sondern auch gekräftigt, so dass sie den Halt wieder verbessern können. Ich empfehle Ihnen alle Beckentänze dieses Buches. Probieren Sie selbst aus, in welcher Position, im Stehen, im Sitzen, in der Vierfüßlerposition usw. es am besten geht.

Ödeme – schwere Beine

Tanzen kräftigt

Schwangere, die unter Ödemen leiden, fühlen sich oft extrem belastet und schwerfällig. Gerade ihnen empfehle ich das Tanzen! Es regt den Kreislauf auf lockere Weise an, bringt in Schwung. Tanzen auf dem Ball ist oft angenehm. Besonders die Armbewegungen tun Ihnen wahrscheinlich sehr gut. Tanzen an einem Platz stehend und tief in die Hocke gehen beim Tanzen verstärkt das Schweregefühl wahrscheinlich. Vermeiden Sie es deshalb lieber. Denken Sie zwischendurch immer wieder an die kurze Kreislaufübung (siehe 1. Einladung, Abschalten und Ankommen) und lagern Sie die Beine immer, wenn es geht, hoch. Da die lindernde Wirkung von Wasserkontakt bei Ödemen bekannt ist, empfehle ich Ihnen folgenden Wassertanz: Gehen Sie schwimmen und probieren Sie am Beckenrand oder dort, wo Sie stehen können, all die Ihnen angenehmen Tanzbewegungen aus. Notfalls geht das auch in der Badewanne oder Sie tanzen unter der Dusche.

Nach vorn gebeugte Haltung beim Tanzen entlastet

Nierenstau

Oft wird Schwangeren, die einen Nierenstau entwickeln, empfohlen, sich möglichst oft hinzulegen. Meine Erfahrungen jedoch bestätigen den Nutzen von absoluter Ruhelage nicht. Ich habe gemerkt, dass es am besten ist, sie darin zu unterstützen, ihren Impulsen nach Bewegung und nach Ruhe nachzugeben, also eine eigene gute Mischung zwischen beidem zu finden. Immer wieder berichten Schwangere mit Nierenstau mir, dass Tanzen sehr gut gegen die Nierenbeschwerden ist und die Nierenarbeit fördert, sie also wieder mehr Urin lassen können. Dabei tun dann besonders häufig die Bewegungen gut, bei denen Sie Ihren Körper nach vorne beugen und damit den Druck auf die Nieren vermindern. Das sind die Tänze in der Vierfüßlerposition oder auf dem Ball, nach vorne abgestützt. Auch Tanzen im Stehen, nach vorne gebeugt, an eine Wand gelehnt oder auf die Rückenlehne einer Couch, hat sich bewährt.

Krampfadern

Natürlich lassen sich Krampfadern nicht immer verhindern. Aber auch hier gilt: Bewegung erleichtert die Beschwerden eher. So wie Fahrrad fahren gut ist gegen Krampfadern, ist auch Tanzen eine gute Prophylaxe und Behandlung. Es pumpt das Blut in Richtung Herz, kräftigt die Venen. Sie spüren selbst am besten, welche Bewegungen bei bereits vorhandenen Krampfadern angenehm sind. Ähnlich wie bei Ödemen wird wahrscheinlich langes Tanzen an einem Platz sowie tief in die Hocke gehen beim Tanzen eher unangenehm sein, angenehm dagegen werden luftige Bewegungen durch den Raum sein. Zwischen Tanzen auf den Zehenspitzen und auf den Hacken zu wechseln ist ein gutes Venentraining. Dadurch wird der Rückfluss des Blutes aus den Beinen besonders gut gefördert.

Hämorriden

Tanzen kräftigt die Venen

Das Gleiche gilt für die äußerst lästigen Hämorriden. Sie sind durch Tanzen nicht zu beseitigen, werden jedoch auch keineswegs schlimmer. Verbesserung des allgemeinen Wohlbefindens und des Blutflusses bewirkt Tanzen auf jeden Fall.

Vermeiden sollten Sie jedoch solche Beckenbewegungen, die das Blut in das Becken hineinpumpen wie kräftiges Beckenkippen vor und zurück (siehe 3. Einladung, Sambakippen).

Beckenendlage

Das Baby zum Drehen bewegen

Bis zur 36. Schwangerschaftswoche hat sich Ihr Baby höchstwahrscheinlich in die Geburtsposition gelegt. Die meisten liegen dann in der so genannten Schädellage, also mit dem Kopf nach unten. Viele der andersherum liegenden Kinder können dennoch auf normale Weise geboren werden. Da in diesem Fall der größte Teil, also der Kopf, zuletzt auf die Welt kommt, birgt dies für das Baby manchmal ein gewisses Risiko. Das möchten viele Kliniken umgehen, so dass die Ärzte der Schwangeren von vornherein einen Kaiserschnitt empfehlen. Lassen Sie sich eingehend auch von Ihrer Hebamme beraten. Hebammen haben heutzutage einige Erfahrungen damit, wie das Kind vielleicht doch noch zur Drehung in die gewünschte Schädellage „gebeten" werden kann. Eigentlich geht es bei all diesen Vorschlägen immer darum, das Kind in Bewegung und gleichzeitig die Gebärmutter in einen entspannten Zustand zu bringen, damit Platz für die Drehung entsteht. Diese beiden Wirkungen können auch durch Tanzen in Gang gesetzt werden! Wenn Ihr Baby sich noch drehen soll, tanzen Sie von der 34. Schwangerschaftswoche an jeden Tag ca. 15 bis 20 Minuten mit entspannenden Beckenbewegungen. Laden Sie Ihr Baby auf diese Weise ein, seinen Kopf in das Becken hineinzulegen. Danach gönnen Sie sich die gleiche Zeit Ruhe in bequemer Position. Oft beschreiben Schwangere, dass sich das Kind in Ruhelage, direkt nach dem Tanzen, stärker bewegt. Ihres dreht sich dann hoffentlich. Tanzen als Einladung zum Drehen berücksichtigt, dass sicher auch eine gefühlsmäßige Entspannung die Drehung des Kindes unterstützt, wenn das Baby überhaupt bereit ist, sich zu drehen.

Drohende Frühgeburt

Klar ist, dass Sie nicht tanzen können, solange Bettruhe wegen vorzeitiger Wehentätigkeit verordnet wurde. Aber was ist, wenn Sie sich zwar schonen sollen, aber trotzdem leichte Bewegungen erlaubt sind? Das hängt in diesen Fällen von der Empfehlung der betreuenden Ärztin oder Hebamme ab, die einschätzen müssen, wie viel und wie lange Bewegungen unbedenklich sind. Meiner Erfahrung nach reagieren Schwangere mit „zu vielen Wehen" ganz unterschiedlich auf das Tanzen. Wenn die Wehen sich deutlich verstärken, dann brechen sie das Tanzen von allein ab. Immer wieder gibt es jedoch Schwangere, die empfinden, dass der Bauch mit dem Tanzen eher weicher wird. Ihnen empfehle ich besonders die Bewegungen auf dem Ball, da sie sehr entlastend und entspannend sind.

Nach einer Zeit der Schonung und der damit verbundenen Angst vor einer Frühgeburt fürchten viele Frauen, sie könnten dem Kind mit zu viel Bewegung schaden. Sie mussten sich eine ganze Zeit lang stark auf das Festhalten, Zubleiben konzentrieren. Doch jetzt, wo die Gefahr vorbei ist und der Geburtstermin näher rückt, ist es auch wichtig, sich auf das Loslassen des Babys vorzubereiten. Tanzen ist dann ein gut geeigneter Weg, den Körper vor der Geburt wieder zu kräftigen, das Vertrauen in sich und das Baby zu stärken und sich so auf das Ereignis der Geburt vorzubereiten!

Bluthochdruck

Auch hier ist entscheidend, welche Empfehlung die betreuende Ärztin oder Hebamme gegeben hat. Ich erlebe oft, dass Tanzen sich positiv auf den Blutdruck auswirkt. Tanzen entlastet von innerem Druck und Stressgefühlen. Entspannendes Tanzen fördert die psychische Ausgeglichenheit. Dadurch sinkt der Blutdruck häufig, vor allem wenn keine ernsthafte Schwangerschaftserkrankung dahinter steckt.

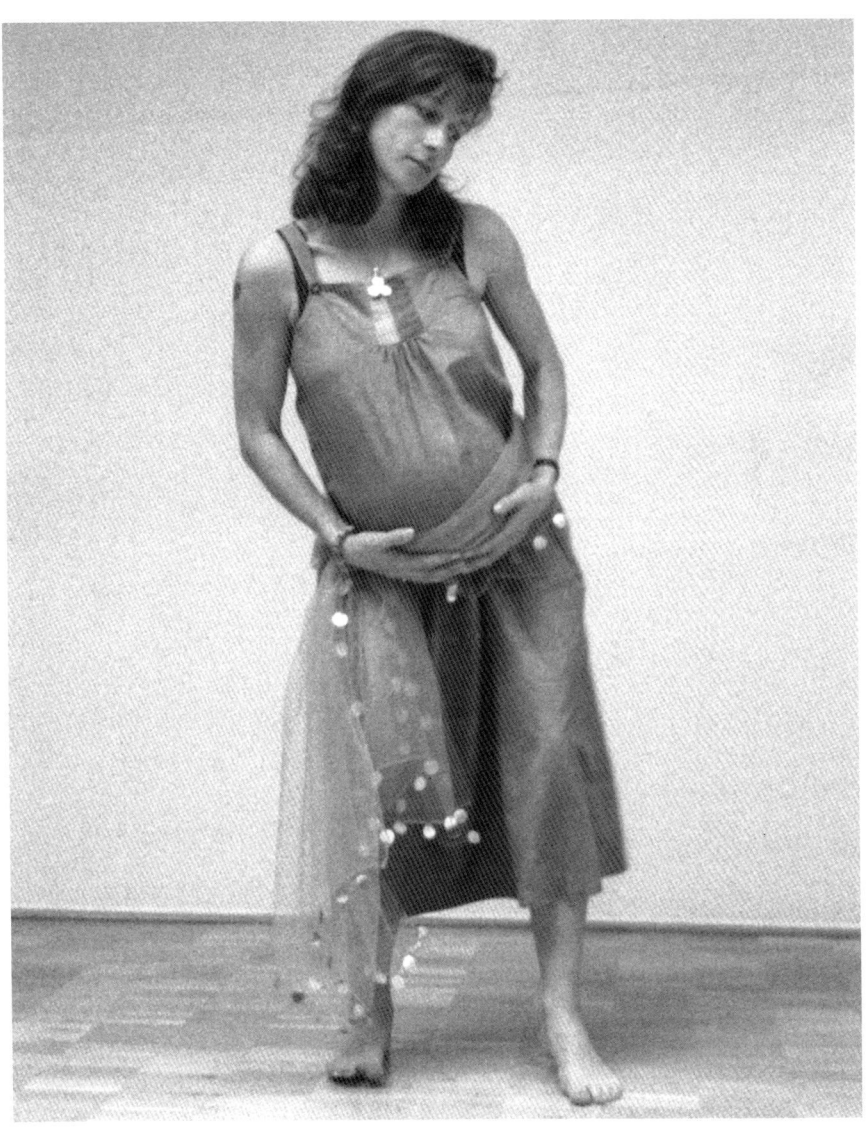

Mit dem
Partner tanzen

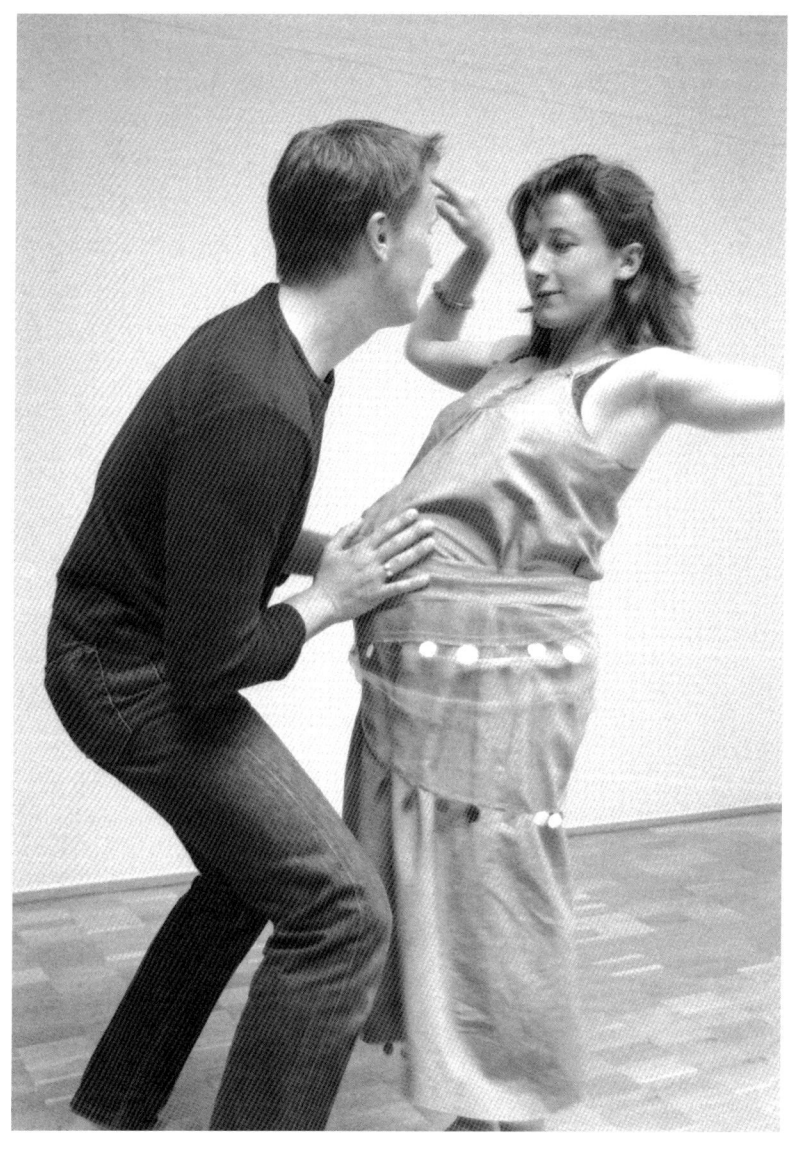

Gut ist, was beiden gefällt

Tanzen Sie zusammen, wenn es Ihnen Spaß macht!

Sie waren bis zum Eintritt der Schwangerschaft ein begeistertes Tanzpaar? Solange Sie beide Spaß daran haben, tanzen Sie weiter! Ich habe oft erlebt, dass Paare auch während der Schwangerschaft noch Tanzen gegangen sind oder sogar Tanzkurse besucht haben. Beide erzählten mir, dass es wunderschön gewesen sei, jetzt zu dritt, mit dem Baby im Bauch, zu tanzen. Es sei eine ganz besondere Art, sich gemeinsam auf die neue Lebenszeit mit Kind einzustellen. Natürlich mussten sie sich dem wachsenden Bauch anpassen, und das sei dabei besonders spannend gewesen. Bei allem Gewicht, die der wachsende Bauch in der Gestaltung des Lebens einnehme, sei es schön, sich auch beim Tanzen noch als Liebespaar zu erleben. Meistens beschrieben die Frauen, dass sie mit dem wachsenden Bauch zwar nicht mehr mit fremden Partnern tanzen mochten, um so mehr jedoch mit dem Vater des Kindes. Die werdenden Väter erzählen manchmal, dass ihre Sorge, irgend etwas könnte dem Baby schaden, sie unsicher gemacht habe. Da habe es gut getan, von der Partnerin zu hören, wie schön der gemeinsame Tanz sei und zu erfahren, dass das Kind sehr sicher verpackt im Mutterleib liege und ihm oder ihr ein Tänzchen mit Sicherheit auch gut täte.

Paartanz – wer führt jetzt?

Wenn Sie Ihrem Partner deutlich zeigen, was Sie möchten, hat er ein sicheres Gefühl

Wichtig ist, dass nur Sie als Schwangere empfinden können, was Ihnen gut tut. Im Paartanz mit Führung durch den Mann wie bei Standardtänzen, Latein, Salsa oder argentinischem Tango ist es deshalb wichtig, dass das Miteinander vielleicht noch stärker wird. Als Schwangere erleben Sie Tempo, Drehungen usw. jetzt vielleicht anders. Machen Sie als Frau Ihre Wünsche deutlich. Ermutigen Sie Ihren Partner zu dem, was Sie möchten, das macht es ihm leichter! Zeigen Sie Ihm, was Ihnen gefällt. Er fühlt sich dann sicherer, wenn er weiß, dass das Tanzen Ihnen gut bekommt.

Rücken an Rücken tanzen

Mit dem großen Bauch finden Sie ganz neue Tanzideen für Sie beide!

Musik: *z. B. mit Youssou N'Dour, The Guide, My People*

Eng aneinander geschmiegt zu tanzen wird zunehmend schwieriger. Da ist der Bauch dann wirklich im Weg. Die Gefahr, dass Sie als Schwangere ins Hohlkreuz gehen, um den Kontakt mit Ihrem Partner zu halten, wächst. Wie wäre es dann mit einem genüsslichen Tanz Rücken an Rücken? Zugegeben, das klingt etwas eigenartig, sich so voneinander abgewandt miteinander zu bewegen. Doch es gibt einige Gründe, die für diese ungewöhnliche Form des Partnertanzes sprechen: Sie haben Körperkontakt im Tanz, ohne dass der Bauch im Weg ist. Eine wohlige Wärme entsteht im Rücken und entspannt die Rückenmuskeln. Für ein Paar kann es ein schönes Erlebnis sein, sich gegenseitig so zu entdecken und zu spüren, wie weit das gegenseitige Halten in diesem Zustand noch geht. Übrigens, wenn Sie sich dabei an den Händen halten und die Arme mitnehmen in Ihrem gemeinsamen Tanz, ist der Tanz wahrscheinlich noch entspannender.

Eine wunderschöne Variante des Tanzes Rücken an Rücken gibt es im Sitzen. Wenn Sie beide sich Rücken an Rücken setzen, können die Beine sich ausruhen und Ihre Oberkörper gemeinsam tanzen. Auf diese Weise ist es möglich, das Gewicht des Kopfes auch loszulassen, während die Köpfe sich gegenseitig stützen. So erleben Sie beide Erleichterung im direkten körperlichen Sinn: Sie können das Gewicht des Kopfes abgeben und dabei gemeinsam auch die Gedankenschwere loslassen.

Gemeinsam schaukeln wir das schon

Musik: z. B. mit Morcheeba, Fragments Of Freedom, Rome wasn't built in a Day

Es gibt viele gemeinsame Fragen dazu, wie es zu dritt wohl gehen wird. Manches haben Sie in der Hand. Sie können zum Beispiel gemeinsam entscheiden, wo Sie das Kind zur Welt bringen wollen, sich Informationen holen, die Sie brauchen. Sie können planen, wer von Ihnen Erziehungsurlaub nimmt, beim Kind bleibt oder wie das notwendige Geld verdient wird. Aber vieles müssen Sie auf sich zukommen lassen, vieles ist nicht planbar. Gerade wenn es Ihr erstes Kind ist, wird sich erst mit der Geburt des Kindes zeigen, wie das Leben mit Kind wirklich ist.

Wie schön ist es, wenn Sie gemeinsam sagen können: Wir werden das Kind schon schaukeln! Wie wär's mit einem Schaukeltanz, der diese Zuversicht besiegelt? Ein wiegender Musikrhythmus bringt Sie in einen gemeinsamen Schaukelrhythmus. Auch Walzer ist ein schöner Schaukeltanz.

Mit geschlossenen Augen sich anvertrauen

Sich mit geschlossenen Augen anzuvertrauen ist eine gute Übung für die Geburt

Gebären heißt auch Kontrolle abgeben. Während der Geburt wird Ihr Körper allein, ganz ohne Ihre bewusste Entscheidung, wissen und entscheiden, was zu tun ist. Gerade der Verlust der bewussten Kontrolle macht vielen Frauen vor der Geburt Angst. In einer vertrauensvollen Atmosphäre geht das Loslassen der Kontrolle sicher viel leichter. Zu spüren, dass Ihr Partner auf Sie achtet, ist außerdem eine große Hilfe bei der Geburt, besonders, wenn Sie in der Klinik auf fremde Menschen treffen werden. Zur Vorbereitung auf dieses Erlebnis empfehle ich Ihnen als Paar, auf folgende Weise miteinander zu tanzen: Die Schwangere schließt die Augen, sie tanzt ihren Tanz, so wie sie will, mit geschlossenen Augen. Er achtet auf sie, sorgt dafür, dass sie nirgends anstößt, nicht stolpern kann usw. So kann sie sich ganz ihrem Tanz hingeben, im Vertrauen darauf, dass er sie schützt. Es kann sein, dass dieser Tanz zunächst einmal völlig ungewohnt ist. Dass es eine Herausforderung für Sie ist, das Vertrauen wirklich ganz zuzulassen, die Kontrolle über das, was „draußen" um Sie herum passiert, ganz an ihn abzugeben. Meiner Erfahrung nach ist es eine sehr gute Vorbereitung für Sie beide auf das bevorstehende Ereignis der Geburt. Ich empfehle Ihnen, diesen Tanz auch mit vertauschten Rollen zu tanzen. Dadurch wächst das gegenseitige Verständnis für einander.

Eltern werden und als Liebespaar weiter tanzen

Zu zweit tanzen ist eine herrliche Art, sich als Paar zu fühlen. Die gemeinsame Freizeit erleben, angenehm leichte Gefühle zulassen, gemeinsam Musik und Bewegung genießen. Tanzen zu zweit kann sehr erotisch sein und kann vielleicht in der Schwangerschaft immer wieder bewirken, dass Sie spüren, Sie sind, neben all den neuen Aufgaben, immer noch ein Liebespaar. Schließlich ist Ihr Kind aus dem Tanz der Liebe entstanden. Dass Sie diese Liebe pflegen, sich bei aller Veränderung immer wieder Zeit als Paar gönnen, auch zum Tanzen, das wünsche ich Ihnen.

Männer werden Väter

Männer werden sozusagen nebenbei zu Vätern. Während die Frau alle Veränderungen mit ihrem Körper durchlebt und ihr auch medizinische Betreuung per Krankenkasse zusteht, ist für den Mann nichts vorgesehen. Es ist erwiesen, dass Männer auch körperlich auf die Schwangerschaft, die Geburt und die Zeit danach reagieren. Manche Männer leiden sogar unter Übelkeit oder nehmen zu, während der Bauch ihrer Partnerin wächst, andere haben um die Geburt herum Bauchschmerzen. Nach der Geburt befindet sich der Mann zwar nicht in einer Hormonveränderung, sein Körper muss sich auch nicht auf das Stillen einstellen, aber Erschöpfung, Schlafmangel und Lebensumstellung macht er ebenfalls durch.

Werdende Väter finden im Tanzen Zeit für sich und die Erwartung auf das Baby

Fest steht, dass sich auch für den Mann das Leben verändert, seine soziale Rolle, seine Aufgaben. Männer sind von ihren Erfahrungen mit Vaterschaft geprägt und haben Wünsche und vielleicht auch Befürchtungen, was das Leben als Vater betrifft. Da wächst im Bauch Ihrer Partnerin ein Mensch heran, dessen Vater Sie vom ersten Moment an sind. Und doch ist die Tatsache, dass dies so ist, vielleicht ganz schwer zu begreifen, denn Sie können diesen kleinen Menschen noch nicht mit Ihren Sinnen direkt wahrnehmen, nicht mit den Händen greifen, nicht sehen, nicht an Ihrer Haut spüren. Aber Sie können mit der Partnerin einen Kurs zur Geburtsvorbereitung besuchen, Sie können mit zu den Schwangerschafts-Vorsorgeuntersuchungen gehen, Sie können sich an den Vorbereitungen für die Ankunft des Babys beteiligen, sich mit anderen Männern austauschen. Auf diese Weise wird das Baby für Sie schon realer.

Mit Musik und Tanzen können Sie Ihren Gefühlen, die Sie jetzt haben, Raum geben, Ihre Vorfreude genießen! Es gibt etliche Musikstücke, deren Texte sich mit Vaterschaft beschäftigen. Gerade in den letzten Jahren haben populäre Sänger, die selbst Vater wurden, das Erlebnis in ihrer Musik verarbeitet. Vielleicht stöbern Sie einmal in Musikläden herum. Es kann sein, dass Sie aufgrund Ihrer eigenen Geschichte Musik mit Vaterschaft, der eigenen Kindheit und Jugend oder Ihrem Vater verbinden. Dann wäre es vielleicht schön, diese Musik wieder heraus zu kramen. Dabei geben Sie sich Gelegenheit, über all das, was jetzt geschieht, nachzudenken. Und vielleicht macht es Ihnen dann Spaß, auch einmal ganz für sich nach dieser Musik zu tanzen, Ihren Körper, der dieses Leben mit der Partnerin gezeugt hat, zu feiern. Bald wird das Kind Sie nicht nur in Ihren Gedanken begleiten sondern es wird Sie ganz, mit Leib und Seele, als Vater fordern und erfreuen.

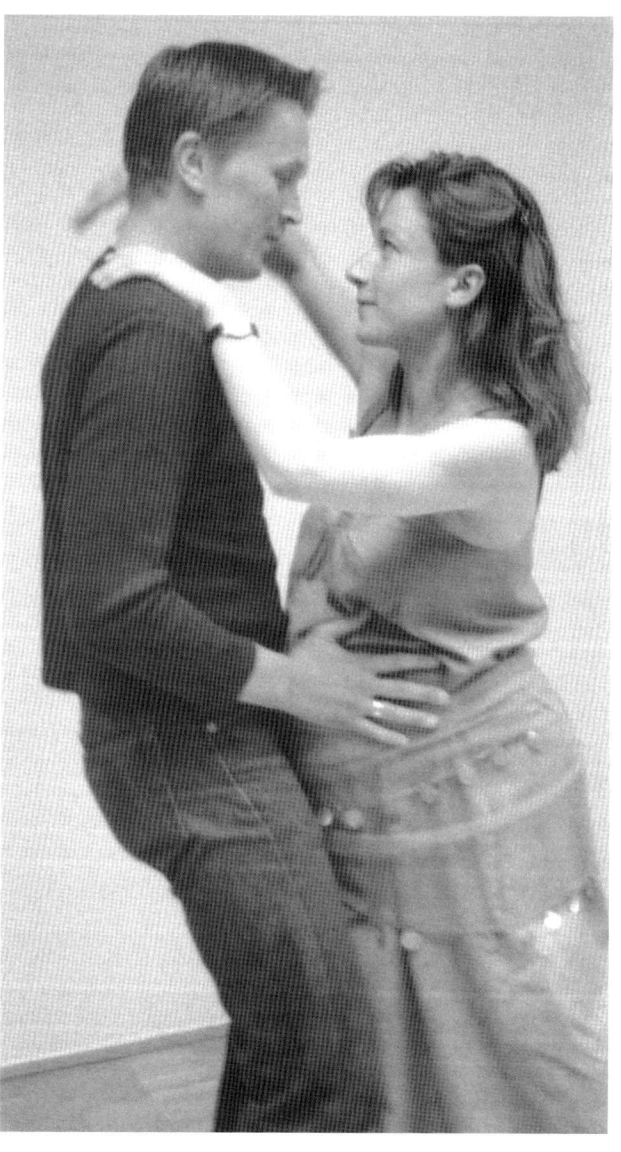

Geburt und Tanz

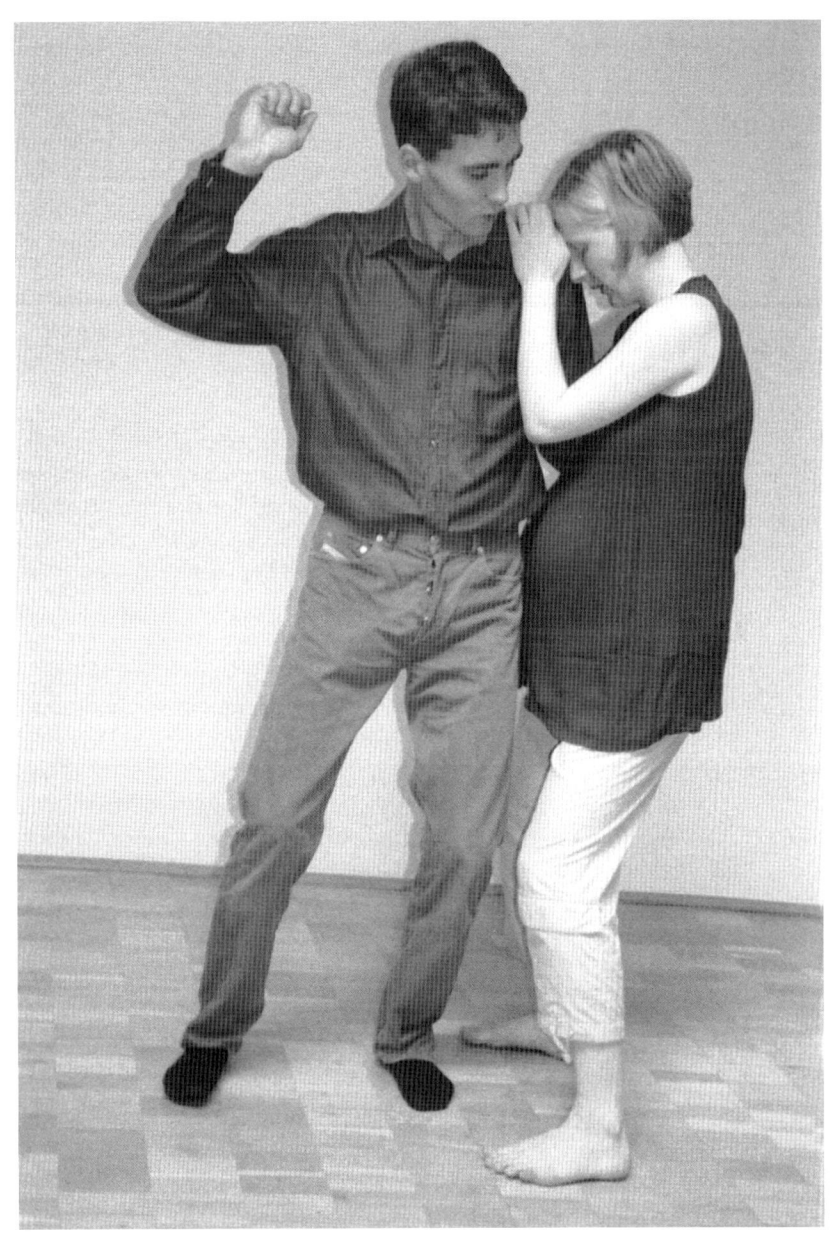

Sie entscheiden selbst!

Wohltuende Bewegungen
und Körperpositionen sind
beim Gebären entscheidend

Die Idee, das Tanzen zur Geburtsunterstützung zu nutzen, kam mir Anfang der 80er Jahre, als ich als Hebamme im Jemen arbeitete. In Deutschland hatte ich bereits Frauen erlebt, die sich nicht ins Gebärbett legen wollten, obwohl das zu dieser Zeit im Krankenhaus noch der einzig denkbare und akzeptierte Ort zur Geburt war. Während der Eröffnungsphase bestanden sie darauf, herumzulaufen oder zu stehen. Oft stützten sie sich während der Wehe irgendwo ab und schaukelten ihr Becken. In den Wehenpausen, manchmal sogar noch bis in die Pressphase hinein, lockerten sie ihr Becken mit Bewegungen. Im Jemen entdeckte ich dann, dass viele dieser Bewegungen Tanzbewegungen des orientalischen Tanzes waren. Auch dort bewegten sich manche Gebärende auf diese Weise. Zu dieser Zeit war ich selbst mit meinem dritten Kind schwanger.

Ich hatte gemerkt, wie angenehm die orientalischen Bewegungen für meinen schwangeren Leib gewesen waren. Und nun erkannte ich, wie gut es mir tat, mich auch bei der Geburt meiner Tochter zur Musik zu bewegen.

Seien Sie anspruchsvoll!

Seither habe ich viele Frauen auch in Deutschland begleitet, die die Geburt ihres Kindes mit Musik und Tanzbewegungen erleichtert und unterstützt haben. Und ich entdeckte, dass die wohltuenden Bewegungen auch in anderen Tanzrichtungen zu finden waren. Herumlaufen, hocken, tanzen, Musik hören, singen, tönen, diese Möglichkeiten stehen Ihnen heutzutage in den meisten Entbindungsstationen offen. Manchmal sind die betreuenden Hebammen oder Ärzte noch an die liegende Position gewöhnt, doch nur das, was für Ihr Wohlbefinden gut ist, zählt! Bei aller Mühsal des Gebärens eine bequeme Körperhaltung zu wählen, ist eine ganz wichtige Voraussetzung für das gute Gelingen. Wenn es unbequem ist, sind Sie einfach verspannt. Oft wechselt das Gefühl, und dann muss sich die Körperhaltung auch ändern, damit es wieder bequem wird. Notwendige Maßnahmen der Hebamme, wie Herztöne überwachen, Wehen überprüfen, Untersuchen müssen sich darauf einstellen. Es ist für die begleitende Hebamme und den Arzt möglich, dies alles in fast jeder Ihrer Körperhaltungen zu tun! Seien Sie anspruchsvoll! Es nützt der Geburt.

Sie selbst sind es, die fühlt,
was Ihnen gut tut

Den Wunsch zu tanzen werden Sie aller Voraussicht nach am ehesten in der Eröffnungsphase haben. Doch diese Zeit, in der der Muttermund sich öffnet und das Kind tiefer kommt, ist die weitaus längste Zeit der Geburt! Gerade beim ersten Kind zieht diese Phase sich oft über viele Stunden hin. Zur Freude darüber, dass es endlich soweit ist, zur Anregung der Wehen, zur Entspannung und zur Schmerzerleichterung kann Tanzen das Richtige sein. Je weiter Sie in der Geburt voranschreiten, desto mehr werden es wahrscheinlich einzelne Bewegungen sein, die Sie im Tanz kennen gelernt haben, die Ihnen gut tun. Möglicherweise hätten Sie diese Bewegungen auch ohne Tanz gefunden wie die Frauen, bei denen ich sie zuerst erlebte. Jetzt, da Sie die Bewegungen schon vor der Geburt kennen gelernt haben, können Sie sie gezielt und intensiv für die Geburt einsetzen.

Irgendwann wird an Tanzen nicht mehr zu denken sein. Sie werden eine Position gefunden haben, in der Sie das Finale der Geburt erleben: wie das Kind aus Ihnen herausgleitet und Sie es endlich in den Armen halten. Dann beginnt ein neuer Tanz des Lebens.

Was passiert durchs Tanzen beim Gebären?

Tanzen beim Gebären verhilft zum „großen Loslassen"

Ich bezeichne die Geburt immer als das „große Loslassen". Damit meine ich, dass das Loslassen beim Gebären umfassend und gewaltig ist. Der Körper öffnet sich und lässt das Kind heraus, der Geist entlässt das Baby in diese Welt, die Seele lässt es los für ein eigenständiges Leben.

Sich auf dieses Loslassen einzulassen, die Geburt geschehen zu lassen ist entscheidend für das Vorangehen. Loslassen unterstützen, damit es leichter geht, das macht das Tanzen beim Gebären. Ganz wichtig für die Geburt ist das Atmen. Sicherlich kennen Sie Situationen, in denen vor Schreck der Atem stockt, und das tiefe erleichterte Seufzen, wenn eine solche Situation vorbei ist. Frauen erzählen immer wieder, dass das erschrockene Luftanhalten als Reaktion in der Wehe den Schmerz verstärkt hat. Anhalten des Atems hindert das Loslassen. Den Atem fließen lassen erleichtert das Loslassen. Tanzen unterstützt den Atemfluss. Wer tanzt, dessen Atem fließt leichter.

Geburt ist Bewegung!

Die Geburt ist ein „bewegtes" Ereignis. Das Baby bewegt sich durch das Becken hindurch. Es passt sich mit seiner Bewegung dem Becken an, indem es sich in einer Spiralbewegung dreht. Ihre Beckenbewegungen beim Tanzen unterstützen diese notwendige Drehung des Babys durch Ihr Becken. Ihr Becken hat sich schon während der Schwangerschaft in Vorbereitung auf die Geburt geweitet. Wenn es dann soweit ist, gibt das Becken weiter nach, es gibt Raum für das hindurch wandernde Kind. Ihr Muttermund öffnet sich so weit, dass das Baby aus der Gebärmutter herausgleiten kann. Tanzen hilft Ihnen nachzugeben, sich zu öffnen, weit und weich zu werden, damit es leichter geht.

Heute wissen wir (wieder!), dass die Geburt in aufrechter Position für Mutter und Kind von Vorteil ist. Sowohl in der Eröffnungsphase als auch beim Pressen unterstützt die aufrechte Haltung den Geburtsprozess, ist für die meisten Frauen angenehmer, verbessert die Sauerstoffversorgung des Kindes, vermindert das Risiko von Dammverletzungen. Tanzen bedeutet aufrecht sein!

Von großer Bedeutung für das Geburtserlebnis ist, dass Sie sich auch mit den betreuenden Hebammen und Ärzten wohlfühlen. Sie haben selbstverständlich Anspruch auf die helfende Begleitung durch die Hebamme, den Arzt, die mit ihrem Wissen und ihren Erfahrungen dazu beitragen, das alles gut geht. Eine angemessene Begleitung unterstützt Sie in Ihrer Eigenverantwortlichkeit. Manche Frauen haben leider das Gefühl, dass sie ihre Selbständigkeit und Eigenverantwortlichkeit an der Kliniktür abgeben müssen. Obwohl heute viele Entbindungseinrichtungen, Hebammen und Ärzte betonen, dass sie auf die Wünsche der Gebärenden eingehen möchten, fühlen sich Gebärende doch manchmal passiv und ausgeliefert. Keiner kennt Sie mit Ihren Bedürfnissen besser als Sie sich selbst. Wenn Sie tanzen, sind Sie beim Gebären in einer selbstgewählten Aktivität! Sie tun etwas aus Ihrem Bedürfnis heraus. Sie unterstützen den Geburtsverlauf aktiv.

Geburtsvorbereitung

Bereiten Sie sich mit Tanzen auf die Geburt vor

Im Folgenden erfahren Sie an Hand konkreter Ideen, wie Sie die Geburt Ihres Babys durch Tanzen unterstützen können. Alle diese Ideen können Sie in der Schwangerschaft schon ausprobieren und sich so auf die Geburt vorbereiten. Bei dieser Art der Geburtsvorbereitung werden Sie merken, was zu Ihnen passt. Mit großer Wahrscheinlichkeit wird Ihnen das, was Ihnen während der Schwangerschaft gut tut, auch beim Gebären angenehm sein. Manches von dem, was ich hier vorstelle, haben Sie in ähnlicher Form schon in den Kapiteln zur Schwangerschaft kennen gelernt. Hier verdeutliche ich die Vorteile der Tanzbewegungen für die Geburt, und die Bewegungen werden mit unterschiedlichen Geburtssituationen verbunden. Ob Sie bei der Geburt Ihres Kindes tatsächlich Musik hören mögen, ob Sie sich bewegen wollen und ob Sie tanzen möchten, das werden Sie erst dann wissen, wenn es soweit ist. Wie wäre es, wenn Sie gemeinsam mit Ihrem Partner oder der Person, die Sie zur Geburt begleitet, die folgenden Ideen ausprobieren? Das erleichtert es Ihrer Begleitung, Sie während der Geburt zu unterstützen. Wichtig ist, dass Sie sich beide auch darauf einstellen, dass Sie während der Geburt womöglich irgendwann keine Berührung mehr möchten. Die meisten Gebärenden finden es während der ganzen Zeit angenehm, gestreichelt, massiert oder gehalten zu werden. Wenn Sie jedoch zu denjenigen Gebärenden gehören, die Berührung während der Geburt nicht mögen, ist es wichtig, dass Sie dies zeigen. Und ich bin sicher, dass Ihre Begleitung dennoch sehr wichtig für Sie sein wird, durch mitatmen, mittanzen, einfach da sein.

Musik und Tanzen

Ob Sie Musik hören wollen, wird sich erst herausstellen

Es wird sich erst beim Gebären herausstellen, ob Sie Musik hören und zur Musik tanzen möchten. Ihr Bedürfnis allein soll darüber entscheiden. Wichtig ist, dass es da, wo Sie zur Welt bringen, eine Musikanlage gibt. Das können Sie vorher klären. Vielleicht haben Sie in den letzten Monaten, auch beim Tanzen und angeregt durch dieses Buch, herausgefunden, welche Musik Ihnen gefällt. Jeder einzelne Musik-Tipp, den ich Ihnen zu den Tanzbewegungen für die Geburt gebe, ist von einer Gebärenden, die ich begleitet habe, gewählt worden. Bei Ihrer Auswahl für die Geburt empfehle ich, sowohl entspannende Musik als auch anregende Musik mitzunehmen.

Tanzbewegungen zur Geburt

Tanzen fördert Mut, Kraft, Entspannung und Wehen

Sie haben während der Schwangerschaft erlebt, wie gut Ihnen Tanzen getan hat. Jetzt kommt das Baby. Und wenn Sie Lust verspüren zu tanzen, dann tun Sie es! Tanzen Sie aus Freude, weil Sie Ihr Baby bald sehen werden, um Angst und Verspannung wegtanzen, Mut, Entspannung und Kraft herbeizutanzen, Wehen tanzend zu verstärken. Es gibt viele Gründe beim Gebären einfach loszutanzen.

Eins sollte auf gar keinen Fall Anlass fürs Tanzen sein: Das ist der Versuch, die Geburtswehen herbeizutanzen, bevor es überhaupt losgegangen ist. Nach dem heutigen Stand unseres Wissens setzt die Geburt durch eine Art Verabredung von Mutter und Kind ein. Der mütterliche Körper reagiert dann auf bestimmte Stoffe im Körper plötzlich mit Geburtswehen. Alle Mittel für die Geburtseinleitung, ob nun ärztliche oder Hebammenmittel, vermögen lediglich die Geburt anzustoßen, wenn ohnehin die richtige Zeit ist. Das gilt auch fürs Tanzen. Es kann sein, dass Sie am Ende der Schwangerschaft noch einmal aus Freude tanzen und die Wehen prompt einsetzen. Dann war das Tanzen wohl gerade der Anstoß, der noch gefehlt hatte. Zu versuchen, in einem Kraftakt die Geburt herbeizutanzen, macht Sie müde und erschöpft. Sie vergeuden dadurch Ihre Kraft, die Sie ganz zum Gebären brauchen.

Musik: z. B. Guem Et Zaka, Best Of Percussion, L'Abeille

Loslegen mit dem Tanzen während der Geburt regt die Wehen zusätzlich an und entspannt Sie gleichzeitig. Wenn also Ihre Hebamme Sie zur Wehenanregung spazieren oder Treppensteigen schickt, dann können Sie genauso tanzen, wenn Sie möchten. Und was macht Ihr Partner? Tanzt er auch? Tanzen Sie gemeinsam los? Oder gibt er Ihnen für Ihren Tanz den Halt, den Sie brauchen?

Die Stimme beim Tanzen hemmungslos herauslassen

Töne erleichtern beim Gebären

Frauen wissen seit jeher, dass die Stimme beim Gebären hilft. Es hilft, die Schmerzen zu ertragen, es gibt Kraft, es konzentriert die Kraft in die Körpermitte, es fördert die Atmung und sorgt fürs Ausatmen, es hilft das Baby herauszupressen. Deshalb schreien, seufzen, stöhnen Frauen in der ganzen Welt beim Gebären. Mit dem Becken tanzen und die Stimme dabei herauslassen bringt die Kraft noch tiefer ins Becken hinein. Die Stimme unterstützt das Becken und die Gebärmutter beim Lockern, Loslassen, Öffnen. Mit Beckenbewegungen werden die Laute tiefer, die Bewegungen lenken die Stimme nach unten, zum Geschehen hin. Die Vorstellung, dass sie laut sein wird, erschrickt so manche Frau – und manchen Mann – in unserem Kulturkreis vor der Geburt. Wie geht es Ihnen damit? Die Geburt als sexuelles Ereignis ist in den Lautäußerungen der Frau bei der Geburt hörbar. Vor fremden Menschen hemmungslos zu sein gehört sich Ihren Vorstellungen nach vielleicht nicht. In einer Gesellschaft wie der unseren, wo die Intimsphäre wichtig ist, gibt es in den Entbindungsstationen zum Glück für jede Gebärende einen eigenen Raum.

Wie wird es für Sie sein, wenn Sie andere Frauen hören werden? Frauen erzählen mir immer wieder, dass es ermutigend war, die anderen Frauen zu hören und dabei zu wissen, dass es Ihnen gut tat, laut zu sein. Sie hätten eine Art Solidarität empfunden. Die Hebammen und Ärzte, die Sie bei der Geburt begleiten werden, erleben Geburten jeden Tag und wissen, dass die Stimme fördert. Rücksichtnahme ist da wirklich völlig fehl am Platz! Übrigens wurde der Vorteil des Zusammenspiels von Stimme und körperlicher Anstrengung von jeher genutzt. Denken sie an Arbeitslieder, die den Rhythmus der Bewegung unterstützten, oder Ausrufe wie „hau-ruck!". Heutzutage können sie es im Sport erleben, wenn Sportler mit Ausrufen ihre ganze Kraft für Tennisschläge, Gewichtheben, Karate usw. bündeln. Machen Sie es auch so beim Gebären!

Sanfte Beckenbewegungen

Lockernde Beckenbewegungen öffnen den Weg für das Baby

Sämtliche Beckenbewegungen, die Ihnen angenehm sind, unterstützen den Geburtsverlauf! Besonders die orientalischen Beckenbewegungen wie das Kreisen des Beckens, die Becken-Acht und sanftes Wiegen entspannen und lockern.

Diese Bewegungen empfinden Frauen vor allem während der Eröffnungsphase als so angenehm, dass ich Ihnen wirklich empfehle, sie während der Geburt auszuprobieren. Vielleicht haben Sie schon während der Schwangerschaft Ihre Lieblingsbewegung gefunden, dann tanzen Sie sie jetzt! Und die Musik, die Ihnen dazu besonders gut gefiel, bringt Sie jetzt noch leichter in die Bewegung hinein.

Im Stehen tanzen

Der Partner gibt Halt

Viele Frauen möchten zumindest zeitweise auch während der Geburt stehend tanzen. Die guten Wirkungen der Beckenbewegungen erleben, das Aufrechtsein spüren, den ganzen Körper im Tanz wiegen, frei atmen, vieles macht das Stehen beim Gebären angenehm.

Sollten Sie Ihre Wehen in den Beinen spüren, wird das Stehen wahrscheinlich eine große Erleichterung sein. Sehr viel Unterstützung kann der Partner geben, wenn er Sie von hinten hält.

Wenn Sie sich anlehnen können, Gewicht abgeben können, damit die Beine etwas weniger tragen müssen. Wenn er dabei vielleicht mitwiegt oder seine Hände an Ihrem Bauch liegen.

Auf dem Ball tanzen – Halt durch Partner

Der Partner unterstützt durch Massage

Musik: *z. B. In Existence, Beautiful World, Wonderful World*

In jedem Gebärzimmer befindet sich heutzutage ein Sitzball. Auf dem Ball sitzen, das Becken im Tanz schwenken, sanft auf dem Ball hüpfen tut so gut! Der Partner kann hinter Ihnen sitzen, so dass Sie sich anlehnen können.

Oder er sitzt Ihnen gegenüber und Sie stützen und halten sich an seinen Oberschenkeln oder Händen. Oder Sie tanzen jeder auf einem Ball.

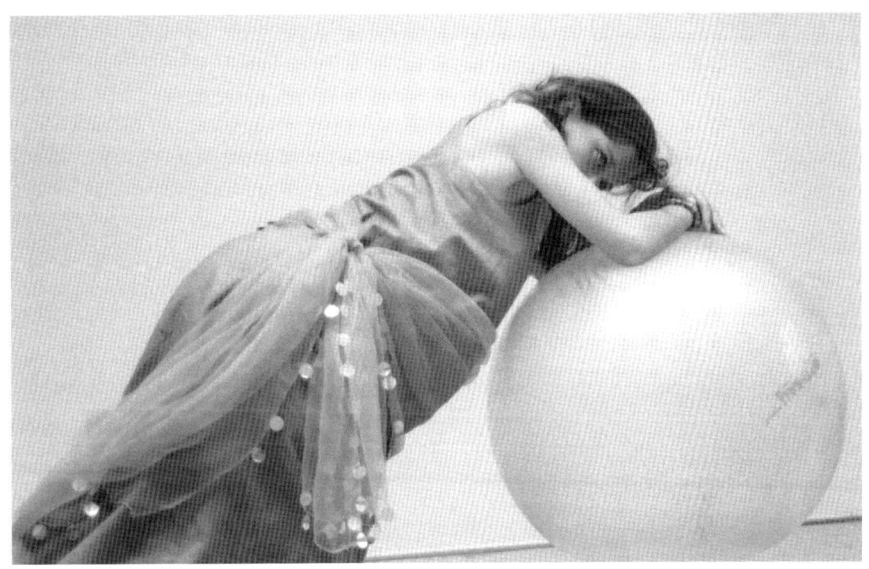

Beckentanz und Massage – Unterstützen der Atmung und Entspannung

Sanfte Unterstützung erhalten sie auch durch eine Hand, die das Kreuz hält. Probieren Sie aus, wie schön es ist zu tanzen und die Hand dabei zu spüren. Wahrscheinlich ist es am angenehmsten, wenn die Hand einfach hält, ohne weitere anregende Bewegungen. Die warme Hand im Kreuz wirkt entspannend und vertieft die Atmung in das Becken hinein. Leiten Sie als Gebärende die Hand, äußern Sie, wo der Druck angenehm ist, wie stark er sein soll, damit Sie es als Unterstützung empfinden. Nur Sie selbst können das entscheiden! Musikalisch können Sie die Entspannung noch intensivieren.

In Vierfüßlerposition tanzen und den Rücken entlasten

Probieren Sie verschiedene Körperpositionen aus

Die Vierfüßlerposition, d.h. mit Händen oder Ellenbogen und Unterschenkeln auf dem Boden abgestützt, ist ebenfalls eine sehr beliebte Haltung beim Gebären, in der Sie mit dem Becken tanzen können. Wenn Sie Ihre Wehen im Rücken spüren, werden Sie merken, dass Ihnen der Tanz des Beckens in der Vierfüßlerposition gut tun wird. Auf diese Weise entlasten Sie den Rücken vom Gewicht des Bauches. Auch wenn die Beine nicht mehr stehen können, ist diese Position sehr angenehm. Der Partner kann Ihr Kreuz in dieser Position besonders gut massieren!

Musik: *z. B Buena Vista Social Club, Chan, Chan*

Die Vierfüßlerposition ist eine mögliche Position, in der Sie das Baby in der Pressphase auf die Welt schieben können. In dieser Phase erholen Sie sich in den Wehenpausen mit lockernden Beckenbewegungen.

Den Körper rund machen und tanzen

Musik: z. B. Gabrielle Roth, Luna, Luna

Während der Geburt verändert das Baby auf dem Weg durch das Becken auch seine Körperhaltung. Es beugt den Kopf und macht sich rund. Dies können Sie durch Ihre runde Körperhaltung unterstützen. Wenn Sie sich nach vorne abstützen, z. B. an einer Wand oder auf dem Gebärbett, halten Sie den Körper in dieser runden Position. Abgestützt fällt es Ihnen auch leichter, die Knie zu beugen.

In sanften Bewegungen tanzt das Becken. Der Partner kann dabei das Kreuz massieren. Diese Haltung ist übrigens auch für den Begleitenden gut. Wie viele Männer klagen Tage nach der Geburt über Rückenschmerzen! Sie haben Ihre Frau stundenlang gehalten und gestützt und dabei nicht an sich selbst gedacht. Wenn der Partner ebenfalls mit leicht gebeugten Knien dasteht und selbst sein Becken tanzen lässt, beugt er Rückenschmerzen bei sich selbst vor.

Das Kind ins Becken schaukeln

Schaukeln Sie Ihr Baby ins Becken!

Musik: z. B. Nana, He's comin'

Vielleicht haben Sie die Schaukelbewegungen, die ich Ihnen im orientalischen Tanz während der Schwangerschaft vorgestellt habe, ausprobiert? Auch jetzt während der Geburt gilt: Sie werden das Kind schon schaukeln! Sie werden die Geburt schaukeln, bald werden Sie Ihr Kind in den Armen halten und das Leben mit ihm beginnen. Schaukelnde Tanzbewegungen des Beckens tun vielen Frauen beim Gebären sehr gut.

Jetzt soll das Kind wirklich durch das Becken hindurch und auf diese Welt kommen! Manchmal verzögert sich das Hineingehen des Kopfes ins Becken und auch das Tiefertreten des Kopfes während der Geburt. Dann unterstützen Sie es durch kräftiges Schaukeln des Beckens mit dem Schwung nach unten zum Boden hin. Der ganze Körper geht mit beim Schaukeln in kräftiger Bewegung nach unten. Die Beine sind geöffnet, Sie gehen tief in die Knie bei jedem Schwung. Sie atmen aus, stöhnen, tönen mit der Bewegung nach unten. All Ihre Energie entlässt das Kind nach unten!

Ihr Partner kann diese Bewegung mit Ihnen zusammen machen. Vielleicht tut es gut, wenn Sie sich dabei an den Händen halten. Vielleicht können Sie Musik zur Verstärkung gebrauchen.

Beckenkippen zur Wehenanregung

Kräftige Bewegungen bringen Sie weiter

Musik: z. B. Khadja Nin, Sambolera

Manchmal passiert es beim Gebären, dass die Kraft der Wehen nachlässt. Das kann daher kommen, dass der Körper merkt, dass Sie einfach ein wenig Zeit zum Ausruhen benötigen. Oft sind diese Verschnaufpausen sehr sinnvoll, sie geben Ihnen Kraft zum Weitermachen. Manchmal scheint es aber besser zu sein, jetzt die Wehen anzuregen, damit das Ende in Sicht kommt. Entscheiden Sie gemeinsam mit Ihrer Hebamme, was das Richtige ist. Ein besonders wirksames Mittel für die Wehenanregung durch Tanz ist das kräftige Beckenkippen (siehe 2. Einladung: Schwangerschaft).

Bei diesem Kippen vor und zurück wird die Durchblutung des Beckens ganz stark gefördert. Die Durchblutung gemeinsam mit der Bewegung regt die Gebärmutter an, verstärkt zu arbeiten. Ich habe oft erlebt, dass das Beckenkippen den Wehentropf ersetzt hat. Auch dabei kann kraftvolle Musik Sie unterstützen.

Stampfend tanzen – Kraft nach unten herauslassen

Musik: *z. B. Brent Lewis, Earth Tribe Rhythms*

Während der Schwangerschaft waren Sie vielleicht vorsichtig mit Stampfen. Jetzt beim Gebären ist es gerade das Richtige, wenn alle Energie nach unten gerichtet ist. Der Weg des Kindes geht nach unten! Damit Sie niederkommen, das Baby herauslassen, stampfen Sie mit den Füßen und gehen dabei soweit wie möglich in die Hocke, lassen alle Kraft nach unten heraus. Wie wäre es mit Musik dazu?

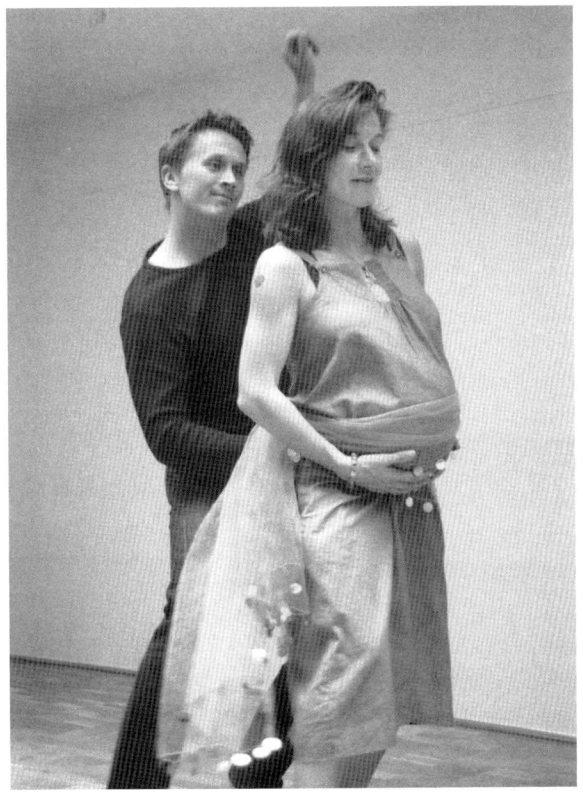
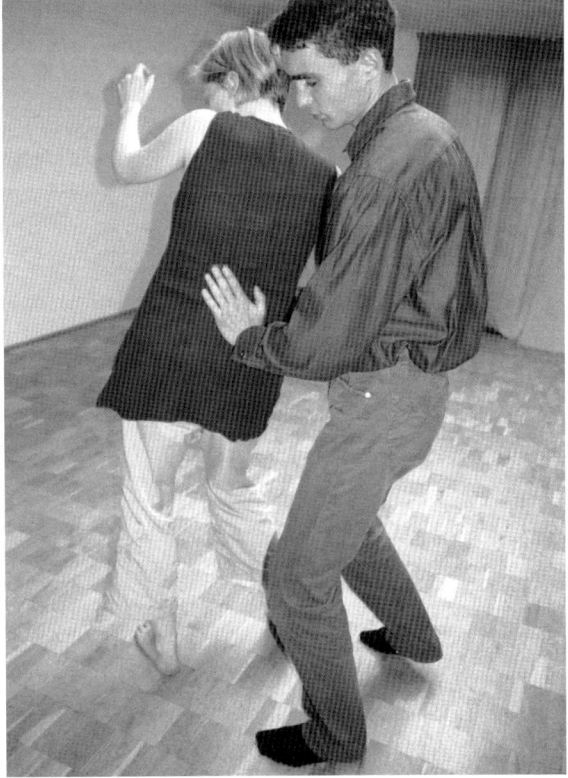

Die ersten Wochen nach der Geburt

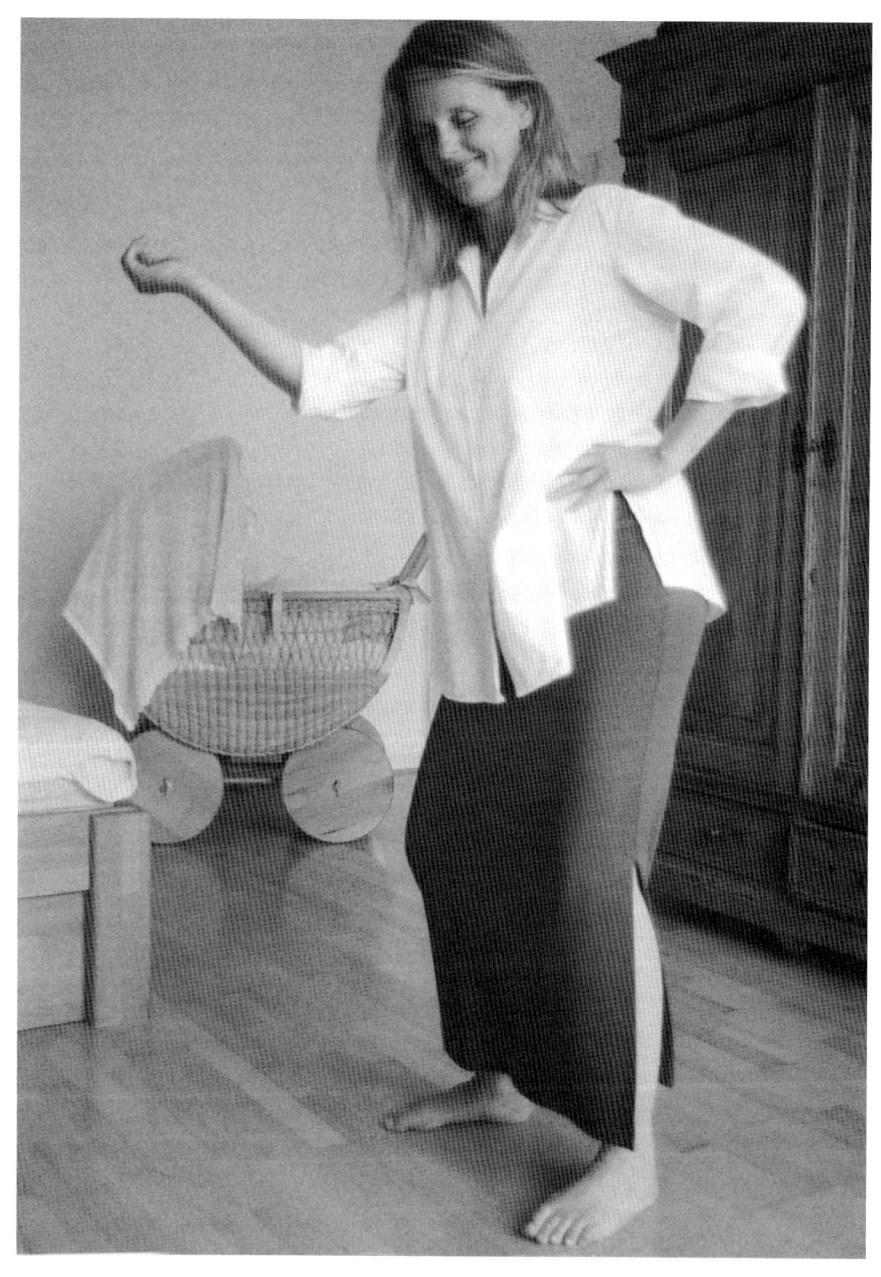

Ein Gast ist bei Ihnen eingezogen, der entschlossen ist, zu bleiben und nie wieder aus Ihrem Leben wegzudenken sein wird. Da dauert es natürlich einige Wochen, manchmal Monate, bis sich der Lebensrhythmus darauf eingestellt hat. Und dieser Gast hat Wünsche, die er oder sie völlig hemmungslos zeigt, allerdings in einer Sprache, der Körpersprache, die Sie erst lernen müssen. Die ersten Wochen mit dem neuen Baby sind wie die Entdeckung eines neuen Kontinents. Sie lernen Ihr Kind jeden Tag ein wenig mehr kennen. Sie lernen seine Äußerungen zu entschlüsseln, Sie verstehen besser, was es will, wenn es schreit. Sie entdecken mit der Zeit, was ihm gut tut. Als Mutter kennen Sie Ihr Kind natürlich in gewisser Weise schon aus der Zeit in Ihrem Leib. Wahrscheinlich haben Sie schon im Mutterleib gemerkt, dass das Kind auf Geräusche, Stimmen, Musik reagiert hat. Sie haben gemerkt, dass das Kind schon einen Rhythmus im Schlafen und Wachen hatte. Vielleicht hat es Sie mit seinem Wachphasen des Nachts schon manchmal durch das Strampeln um den Schlaf gebracht. Und wenn Sie mehrere Kinder geboren haben, wissen Sie aus dem Vergleich, dass sich schon im Mutterleib zeigt, welches Temperament dieses Kind hat, ob es eher ruhig oder aktiv ist. Jedes Kind bringt seine Persönlichkeit vom ersten Tag an mit auf diese Welt.

Während das Baby von der ersten Minute an mit einer gewaltigen Menge neuer Erfahrungen beschäftigt ist, lernen Sie jetzt gemeinsam, sich aufeinander einzustellen. Und wie in jeder neuen Beziehung, besonders wenn sie so eng ist wie die zwischen Ihrem Kind und Ihnen, entwickelt sich die Bindung mit Höhen und Tiefen. Einige Frauen und Männer erzählen, dass sie Liebe auf den ersten Blick zum Kind empfunden haben. Andere spüren, dass sich die Liebe zum Kind langsam entwickelt, stärker wird durch die gemeinsamen Erfahrungen und die wachsende Sicherheit miteinander.

In jedem Fall begleiten viele intensive Gefühle die ersten Wochen mit dem Baby. Freude, Erleichterung, Dankbarkeit, aber auch Erschöpfung, Sorge, Unsicherheit sind die am häufigsten beschriebenen Gefühle von Frauen und Männern in dieser Zeit. Das Erlebnis der Geburt muss innerlich verarbeitet werden. Nicht nur auf das Baby, sondern auch auf Sie strömen so viele neue Erfahrungen ein. Der Körper der Frau befindet sich nach der Geburt in einem enormen Umwandlungsprozess. Mit der Geburt verändern sich plötzlich die Hormone. Die inneren Organe stellen sich wieder um, füllen den scheinbar leer gewordenen Bauch neu. Das Stillen kommt in Gang, die Brüste gewöhnen sich ans Stillen, vielleicht macht der so genannte Milcheinschuss am Anfang zu schaffen. Der Wochenfluss ist Zeichen dafür, dass die Haftstelle des Mutterkuchens in der Gebärmutter abheilen muss und die Gebärmutter sich wieder verkleinert, bis sie, geschützt im Becken, nicht mehr von außen über die Bauchdecke zu tasten ist. Verletzungen durch die Geburt im Dammbereich oder die Kaiserschnittnarbe heilen ebenfalls. Gut zu Kräften kommen Wöchnerinnen, wenn die Körpersäfte im Fluss sind, wenn die Milch fließt, der Wochenfluss in Gang ist. Gefahr für die Erholung droht immer, wenn ein Stau entsteht. Auch ein Gefühlsstau kann massive Folgen für den körperlichen Zustand haben. Deshalb ist es manchmal sehr erleichternd und heilsam, wenn mit den Tränen auch zurück gehaltene Gefühle wieder fließen können.

In allen traditionellen Kulturen ist bekannt, dass Frauen nach Geburten geschwächt sind. Blutverlust, Anstrengung durch Geburt, das Stillen und die neuen Aufgaben verringern ihre Abwehrkräfte. Oft wird jedoch vergessen, dass das so genannte Wochenbett sechs bis acht Wochen dauert. Und dass die Frau während dieser Zeit möglichst viel Ruhe, Schutz und auch vitamin- und mineralstoffreiche, ausgewogene Nahrung braucht.

Gönnen Sie sich so viel Ruhe und Freude wie möglich!

Als ich im Orient lebte, beeindruckte mich, wie die frisch gebackenen Mütter umsorgt wurden. Die moslemische Kultur fordert vierzig Tage Schonung nach der Geburt, und diese bezieht sich nicht nur auf die Sexualität. In dieser Zeit wurde die Hausarbeit und teilweise auch die Versorgung der anderen Kinder von anderen Frauen übernommen. Die Wöchnerin konnte sich ganz ihrem Baby und ihrer Erholung widmen. Jeden Tag versammelten sich die Frauen des Dorfes am Nachmittag bei ihr. Den Tee und das Gebäck für diese gemütlichen Klönrunden brachten die Frauen selbstverständlich mit! Manchmal wurde auch getanzt. Einsamkeit konnte da nicht aufkommen.

Ich weiß nicht, ob Ihnen die Vorstellung gefällt, jeden Tag Ihre weiblichen Familienmitglieder um sich zu haben. Doch was mir gefiel, war, dass diese Zeit des Übergangs in die neue Lebenssituation von diesem Ritual begleitet wurde, in dessen Mittelpunkt Ausruhen und Aufgehobensein für die Wöchnerin stand. Und dass die überstandene Geburt und die Ankunft des neuen Erdenbürgers jeden Tag neu gefeiert wurde.

In unserer Kultur gibt es den Mutterschutz, das absolute Arbeitsverbot. Der Mutterschutz bezieht sich jedoch nicht auf die unbezahlte Hausarbeit! Dafür zu sorgen, dass diese erste Zeit mit Kind eine schöne und festliche Zeit ist, in der Sie die Veränderungen mit Geduld und Neugier erleben und Ihren Dauergast in Ruhe willkommen heißen können, ist jeder Frau, jedem Paar bei uns selbst überlassen.

Ich wünsche Ihnen eine Mischung aus Ruhephasen, leichter angenehmer Aktivität, frischer Luft, kräftigendem Essen, Zeit für die Besinnung und Freude und Verabredungen, die Ihnen gut tun – und Tanzen! Denn Tanzen ist in dieser Zeit die sanfte Art den Kreislauf anzuregen, dem Körper Gutes zu gönnen, Verspannungen durch ungewohnte Stillhaltung zu lockern, den Körper in seiner plötzlichen Veränderung neu zu entdecken, den Beckenboden behutsam zu stärken, den Bauch wieder zu erobern, nachdem Ihr Gast dort ausgezogen ist. Und Tanzen kann ein tägliches Ritual sein, das dem festlichen Charakter dieser Zeit angemessen ist.

Kreislaufanregen mit Tanzen

In den ersten Tagen regt Tanzen den Kreislauf an

Die Bezeichnung „Wochenbett" für diese ersten Wochen bedeutet keinesfalls, dass Sie im Bett liegen sollten. Es ist im Gegenteil sehr wichtig, dass Sie von Anfang an den Blutkreislauf in Gang halten. Ihr Gefühl sagt Ihnen, wieviel Bewegung Ihnen gut tut und wann Sie wieder eine Ruhepause brauchen, damit ermöglichen Sie Ihrem Körper, sich in seinem Tempo zu erholen.

Eine angenehme Art, den Kreislauf zu stärken, ist Tanzen. Wie wäre es, wenn Sie jeden Tag eine passende Musik mit dem richtigen Tempo wählten und für einige Minuten danach tanzten? Sie bringen den Kreislauf in Schwung, spüren Ihren ganzen Körper jeden Tag neu und achten dabei auf Ihr Bedürfnis nach Rhythmus und Tempo. Besonders wirkungsvoll für Ihre Blutgefäße ist es, wenn sie den Tanz mit kräftigem Kreisen in den Hand- und Fußgelenken begleiten. Dies tut auch dann besonders gut, wenn die Ödeme aus der Schwangerschaft Sie noch belasten.

Erster Erholungstanz nach der Geburt mit fünf Bestandteilen

In den ersten Wochen nach der Geburt soll Tanzen reine Erholung sein

In den ersten Tagen und Wochen nach der Geburt sollte Ihr Tanz reine Erholung sein. Ich empfehle Ihnen, jeden Tag fünf bis zehn Minuten zu tanzen. Zur Einstimmung beginnen Sie vielleicht mit dem lockernden Tanz zur Kreislaufanregung. Danach eignet sich der folgende Erholungstanz, dessen fünf Bestandteile genau auf diese Zeit abgestimmt sind.

Ganz nach Ihrem Bedürfnis tanzen Sie diesen Tanz im Stehen, auf dem Ball oder auch im Liegen. Vielleicht beginnen Sie ein paar Tage nach der Geburt mit dem ersten Bestandteil. In ihrem eigenen Tempo bauen Sie den Tanz dann mit den weiteren Teilen langsam auf. Eine sanfte Musik begleitet Sie.

1. Die Wirbelsäule kräftigen

Musik: z. B. Buona Vista Social Club, Chan, Chan

Sie beginnen mit strecken, recken, gähnen, seufzen. Der Rücken mit der Wirbelsäule rekelt sich dabei. So massieren Sie sich sanft bewegend durch. Dabei versuchen Sie immer wieder, ein Gefühl dafür zu entwickeln, wie sich die aufgerichtete Wirbelsäule anfühlt. Ohne Anstrengung wechseln in diesem Tanz die knetenden Bewegungen mit dem kurzen Halten des Rückens im Aufrichten ab.

2. Das Becken erholt sich mit Kreisen

Dann kommt das Kreisen des Beckens hinzu (siehe 2. Einladung: Entführung in den Orientalischen Tanz, Kreisen). Nach der großen Anstrengung der Geburt richten Sie Ihre Aufmerksamkeit mit behutsamen Bewegungen wieder auf Ihr Becken. Das Kreuz wird dabei angenehm massiert. Die kreisenden Bewegungen des Beckens sind eine erste leichte Stärkung der Bauchmuskeln.

3. Bauch wieder erobern

Mit Tanzen fühlen Sie sich mit der Zeit wieder in Ihrem Körper zu Hause

Vielen Frauen fällt es sehr schwer, nach der Geburt den Bauch wieder als Teil von sich zu empfinden. Die Bauchmuskeln und die Haut sind noch von dem großen Schwangerschaftsbauch gedehnt. Der Bauch fühlt sich fremd an. Nehmen Sie ihn mit Tanzen wieder ganz in Ihren Besitz! Das geht besonders gut, indem Sie immer wieder mit dem Kreisen innehalten und versuchen, den Bauch einzuziehen. Dafür kippen Sie das Becken und stellen sich für einen Moment vor, der Bauchnabel wolle die Wirbelsäule erreichen. Nur kurz und ohne besondere Anstrengung, und dann lassen Sie wieder los und kreisen weiter. Vielen Frauen fällt dies leichter, wenn die Hände dabei den Bauch und das Kreuz halten. Das festigt den Bauch, bringt Spannung in die Bauchmuskeln und wirkt gut gegen das Hohlkreuz.

4. Beckenboden tanzend sortieren

Es tut gut, nach der Geburt die Beckenbodenmuskeln neu zu erspüren

Viele Frauen haben nach der Geburt, vor allem wenn das Kind den natürlichen Ausgang durch die Scheide gewählt hat, das Gefühl, dass die Beckenbodenmuskeln Ihnen fremd geworden sind. Das Gefühl für Anspannung und Entspannung muss wieder neu gefunden werden. Verletzungen im Dammbereich schmerzen vielleicht und Sie haben zuerst Angst, die Schmerzen könnten beim Anspannen größer werden.

Wenn Sie so weit sind, sich wieder mit dem Beckenboden zu beschäftigen, beginnen Sie damit, sich im Laufe eines Tages immer wieder kurz darauf zu konzentrieren, welche Muskeln Sie spüren. Ganz sanft sortieren Sie Ihre Muskeln für sich. Probieren Sie, den Schließmuskel willkürlich zuzukneifen und wieder loszulassen. Das ist übrigens eine gute Vorbereitung auf das von so vielen Frauen gefürchtete erste Abführen.

Und die Scheidenmuskulatur? Spüren Sie, wie sich Festhalten und Loslassen langsam wieder unterscheiden lassen. Bald entwickeln Sie wieder ein Gefühl dafür, die Beckenbodenmuskeln anzuheben. Sie entscheiden selbst, wann Sie die Beckenbodenmuskulatur mit in Ihren Tanz nehmen möchten. Dann verbinden Sie einmal am Tag dieses sanfte Sortieren mit Ihrem Tanzen. Beim kurzen und kräftigen Halten des Beckens in nach vorn gekippter Stellung, so, als ob Sie Ihr Steißbein einziehen, spannen Sie die Beckenbodenmuskulatur an, ziehen die Muskeln sanft in sich hinein. Wechseln Sie das Beckenkippen mit kreisenden Bewegungen ab, so bleibt die Bewegung im Fluss und Sie vermeiden Verspannung.

5. Schultern und Nacken massieren

Sanfte Bewegungen beugen Schulter- und Nackenverspannungen vor!

Zur Abrundung Ihres Erholungstanzes möchten Sie sich vielleicht Ihrem Oberkörper zuwenden, der seit Neuestem einiges zu tragen hat. Nachdem lange Zeit der schwangere Bauch getragen hat, sind es jetzt die Arme, die das Baby halten. Und erfreulicherweise wird die süße Last von Tag zu Tag schwerer. Da schlagen der Rücken im oberen Bereich, die Schultern, der Nacken schon einmal Alarm und fordern einen entspannenden Tanz.

Dieser Tanz wirkt am besten im Stehen oder beim Sitzen auf dem Ball. Die ausgebreiteten Arme sollen in allen Richtungen Platz zum Bewegen haben. Möchten zunächst die Schultern in angenehmen Kreisen gelockert werden? Möchten Sie die Arme seitlich weit ausstrecken, wie Flügel, die zum Abheben bereit sind? Möchten Sie Ihre Arme hochheben und wie Palmwedel im Wind über sich hin und her schwenken? Möchte der Nacken in sanfter Bewegung des Kopfes gelockert werden? Möchten Ihre Hände mit der Luft um Sie herum spielen und sich vom Halten des Kindes etwas ausruhen?

Neufinden – Rückbilden

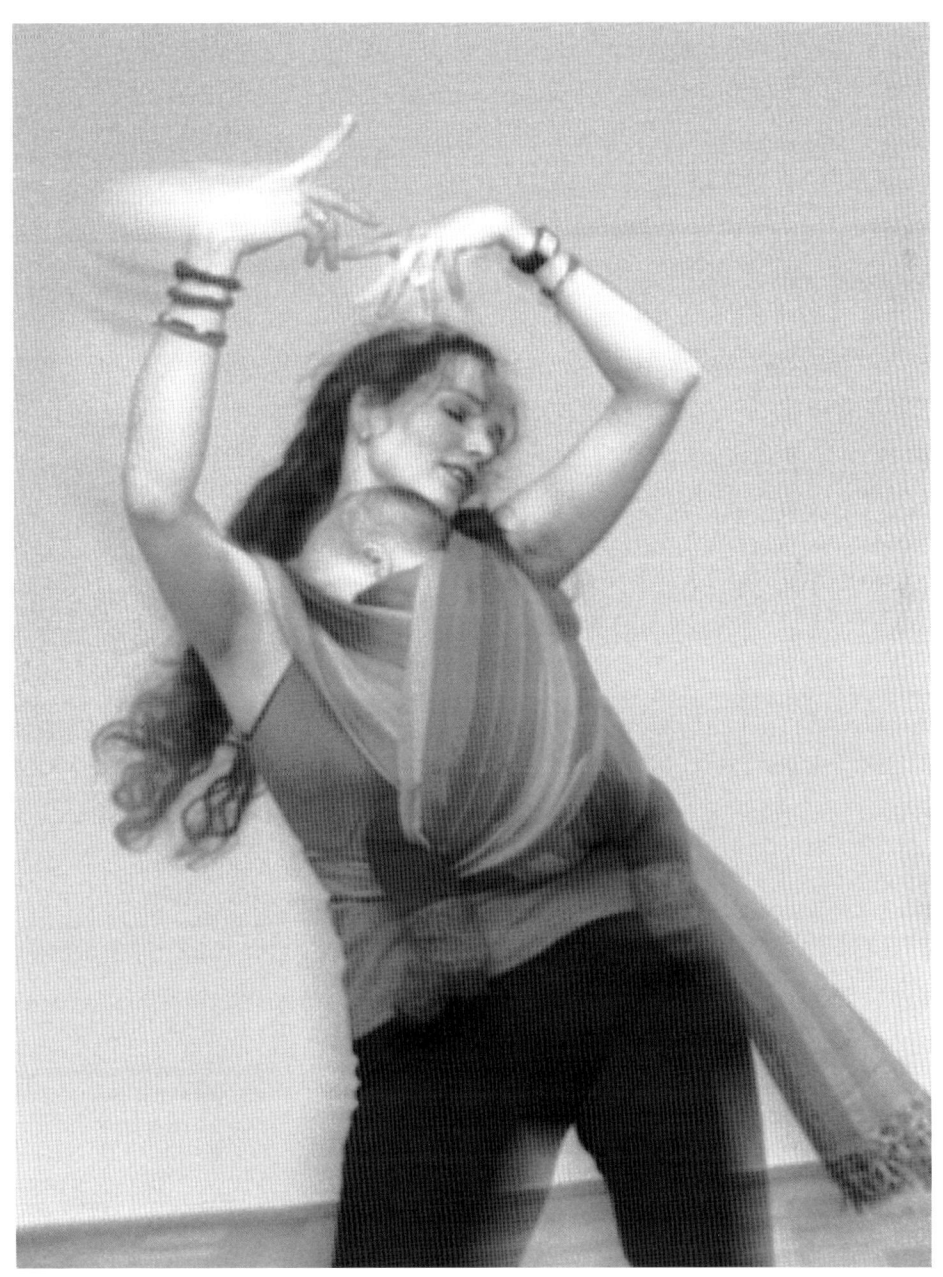

Rückbildung nach vorne?

Die Erfahrungen von Schwangerschaft und Geburt sind wertvoll – sie dürfen auch Spuren im Körper hinterlassen

Der häufig benutzte Begriff Rückbildungsgymnastik vermittelt, dass der Körper nach der Geburt wieder in einen Zustand gebracht werden soll, der dem vor der Schwangerschaft entspricht. Der Beckenboden soll wieder so fest werden wie er vorher war. Der Bauch wieder so glatt, die Hüften so schmal, die Brüste sollen womöglich aussehen, als ob sie nie gestillt hätten. Und auch die anderen Körperteile, Beine, Po sollen wieder so aussehen, als ob nichts geschehen sei. Dabei gibt es keine Entwicklung in die Vergangenheit. Das Leben hinterlässt Spuren, die den Menschen ausmachen. Alle Erlebnisse zeigen sich im Laufe des Lebens auch in körperlichen Veränderungen. Ihre Geschichte als Mensch zeigt sich im Körper und macht Sie interessant.

Was behalten Sie gern zur Erinnerung?

Während der Schwangerschaft und Geburt hat Ihr Körper immens viele wertvolle Erfahrungen gemacht, die mit Freude, Schmerz, Erschöpfung, Glück einhergegangen sind. In jedem Frauenkörper zeigen sich diese Erfahrungen anders. „Rückbildung" vermittelt, dass diese Zeichen negativ sind und beseitigt werden sollten. Aber gibt es nicht auch an Ihrem Körper Spuren, die Sie gern behalten möchten? Ist es nicht schön, kleine Erinnerungen an die Zeit der Schwangerschaft, der Geburt zu bewahren?

Betrachten Sie Ihren Körper aus dieser Perspektive und stellen sich die Frage, welche Erinnerungsstücke Sie gern behalten! Das mag gering sein im Vergleich zu dem, was Sie jetzt stört und ist doch bemerkenswert. Denn es zeigt Ihnen, dass Ihr Körper durch alle Erfahrungen auch gewonnen hat. Dieser Gedanke macht es Ihnen vielleicht leichter, als Erinnerung anzunehmen, was nicht mehr zu beseitigen ist. Und es ist der erste wichtige Schritt in Ihrer Neufindung nach der Geburt. Auf dieser Grundlage können Sie Ihr Training zur Kräftigung nach der Geburt gelassener angehen.

Nehmen Sie sich für Ihr Körpertraining nur so viel vor, dass Sie es gut bewältigen können und Freude dabei haben

Der folgende Abschnitt des Buches zeigt Ihnen, wie Sie sich mit Tanzen auf lustvolle Art auf diesen Weg begeben können. Lassen Sie sich begleiten von der Idee, dass Ihr Körpertraining Spaß machen kann, Sie dabei nicht nur den Körper neu finden, sondern auch Freude und Lebenskraft zur Bewältigung des neuen Alltags, Erholung für Geist und Seele.

Suchen Sie sich aus den verschiedenen Ideen die für Sie passenden heraus. Viele Frauen scheitern bei dem Versuch, wieder etwas für sich zu tun, weil sie sich zu viel vornehmen und dann schnell wieder aufgeben. Ich empfehle Ihnen, jeden Tag ein wenig von dem zu tanzen, was Sie brauchen. Fünf bis zehn Minuten intensives Tanzen genügt schon, um weiter zu kommen. Das Prinzip „mäßig aber regelmäßig" ist in der Neufindungsphase wirklich passend. Tanzen bis zur Erschöpfung der Muskeln bewirkt statt Muskelaufbau Verspannung. Wenn Sie mit der Zeit wieder kräftiger geworden sind, wird Ihr Körper auch wieder größere „Gelage" in Form von durchtanzten Stunden genießen können.

Auch Jahre nach der Geburt können die Tanzideen zur Neufindung noch nützlich sein

Sie selbst entscheiden, wann es an der Zeit ist zu beginnen. Nachdem Sie sich in den ersten Wochen nach der Geburt die sanften Übungen des vorherigen Abschnittes gegönnt haben, fühlen Sie sich irgendwann, vielleicht nach sechs Wochen bis drei Monaten, zu intensiveren Tanzbewegungen bereit. Vielleicht merken Sie auch erst durch später auftretende Beschwerden, dass der Körper Anspruch auf Pflege stellt. Alle Tanzideen sind eine Einladung mit offenem Ende. Kürzlich erzählte mir eine Frau, die lange, zunächst in der Schwangerschaft und dann nach der Geburt mit mir getanzt hatte, dass sie immer wieder, auch Jahre nach dem letzten Kurs, bei Tanzgelegenheiten die Becken- und Bauchtanzbewegungen genieße, sie seien Teil ihres Tanzrepertoires geworden.

Welche Körperpartien werden in der Neufindungsphase berücksichtigt?

Besondere Berücksichtigung finden jetzt Beckenboden, Bauch und Rücken

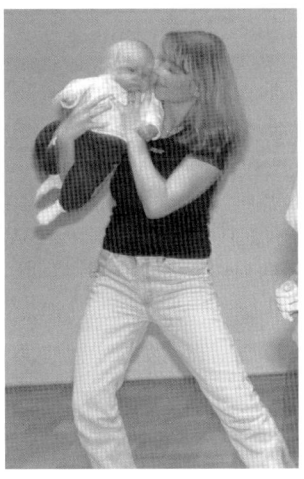

Das Schöne beim Tanzen ist, dass eigentlich der ganze Körper von Kopf bis Fuß miteinbezogen wird. Alle Tanzideen dieses Abschnittes berücksichtigen, dass Ihr Beckenboden noch in der Erholungsphase ist und wieder kräftiger werden soll. Die geraden Bauchmuskeln, die senkrecht nach unten laufen, sind bei den meisten Frauen nach der Schwangerschaft überdehnt. Durch das Wachstum des Bauches hatten sie sich so weit gedehnt, dass sie jetzt, nachdem das Baby geboren ist, Zeit benötigen, um wieder so stark zu werden, dass sie sich anspannen können. Ergebnis zu frühzeitiger Belastung der geraden Bauchmuskeln sind Rückenschmerzen. Vermeiden Sie also auf jeden Fall solche Bewegungen, bei denen diese geraden Muskeln arbeiten müssten. Jetzt ist es besonders wichtig, dass die schrägen Bauchmuskeln, die diagonal über den Bauch ziehen, gekräftigt werden. Diese können jetzt den Bauch halten und den Rücken entlasten. Beim Tanzen bewegen Sie den ganzen Körper, deshalb werden dabei immer die schrägen Bauchmuskeln benutzt. Eine Überlastung der geraden Bauchmuskeln entfällt. Der Rücken hat jetzt besonders viel zu leisten. Die meisten Frauen haben Rückenschmerzen im Kreuz oder im Schulterbereich Die Vorschläge in diesem Kapitel stärken den Rücken und lockern die Verspannungen.

Sich wieder aufrichten

Die aufrechte Körperhaltung nach der Geburt neu zu finden kräftigt den Körper und fördert das Selbstbewusstsein

Nach der Geburt fällt es vielen Frauen sehr schwer, sich aufrecht zu stellen. Das mag an den schweren Brüsten liegen, die nach unten ziehen, an der Stillhaltung, die Sie an den runden Rücken gewöhnt hat, an der Beckenbodenschwäche. Es kann aber auch am Lebensgefühl liegen, an dem, was jetzt auf Ihnen lastet. Am Verlust der sozialen Kontakte und der Bestätigung im Beruf, an dem Gefühl, dass Hausfrau und Mutter zu sein nichts Bedeutsames ist.

Sie haben als Frau eine bedeutsame Leistung vollbracht, Sie haben ein Kind ausgetragen und geboren! Sie haben etwas vollbracht, zu dem nur Frauen in der Lage sind. In anderen Kulturen wächst die Bedeutung der Frau und Achtung vor ihr mit der Zahl der Kinder und mit dem Alter! Bei uns haben viele Frauen das Gefühl, dass es umgekehrt ist. Dabei haben Sie wirklich Grund stolz zu sein!

Erinnern Sie sich daran, dass sich die innere Stimmung und Ihre Körperhaltung gegenseitig bedingen (siehe 5. Einladung)? Stolz gehen wir aufrecht und

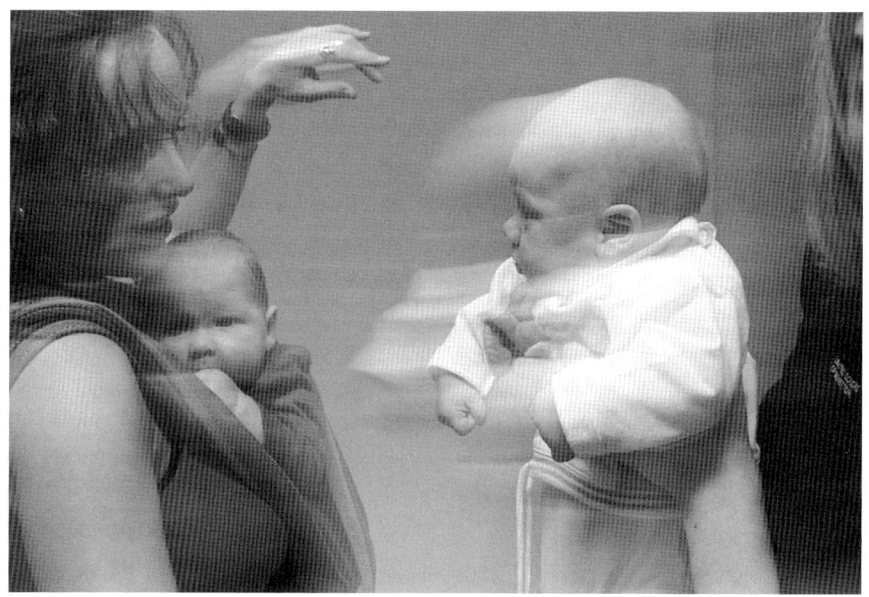

mit erhobenem Haupt durchs Leben, trübsinnig wird der Rücken automatisch gebeugt, der Kopf schaut nach unten. Aber das geht auch anders herum! Eine aufrechte Körperhaltung beeinflusst Ihre Stimmung positiv. Im Tanz können Sie die aufrechte Köperhaltung neu finden.

Beckenboden neu finden

Beckenbodentraining ist eine Lebensaufgabe

Schwangerschaft und Geburt waren große Herausforderungen an den Beckenboden. Es braucht nun Zeit für die Erholung seiner Muskulatur. Viele Frauen wundern sich besonders bei diesen Muskeln, dass noch nicht alles nach ein paar Wochen fest und belastbar ist. Haben sie vielleicht gerade erst entdeckt, dass sie diese Muskeln überhaupt haben, sollen sie nun schnell wieder voll funktionieren. Beckenbodentraining ist eine Lebensaufgabe. Wie können wir von diesen Muskeln erwarten, dass sie uns unser Leben lang Halt geben, wenn wir sie nicht auch ein Leben lang beachten?

Viele Frauen können in der ersten Zeit nach der Geburt nur schwer Urin halten und der Afterschließmuskel ist noch schwach, wenn der Darminhalt drückt. Diese unangenehme Situation ist aber keineswegs Frauenschicksal sondern ein Zeichen für Trainingsbedarf! Geben Sie nicht auf, auch wenn es Monate dauern sollte, bis die Muskeln wieder völlig fit sind! Es ist nie zu spät, mit dem Muskelaufbau zu beginnen, sogar Jahre nach Geburten ist es sinnvoll! Eine Operation zur Anhebung der starken Beckenbodensenkung kann niemals die alleinige Lösung für die Beckenbodenschwäche sein, in jedem Fall ist Muskelaufbau dringend angeraten.

In diesem Abschnitt des Buches zeige ich Ihnen, wie Sie den Beckenboden tanzend pflegen können. Eine, wie ich finde, angenehme Aufgabe, die zur Belohnung auch noch intensive Lustgefühle schenkt.

Beckenbodenkraft durch Elastizität

Tanzen kräftigt den Beckenboden und macht ihn elastisch

Allgemein gilt, dass die den Beckenboden stärkenden Tanzbewegungen, die im Abschnitt Schwangerschaft beschrieben wurden, jetzt auch in der Neufindungsphase sinnvoll sind. Auch jetzt gilt, dass Kräftigung und Lockerung zusammen gehören. Der Schwerpunkt liegt jedoch jetzt auf der Kräftigung des Beckenbodens. Sämtliche vorgestellten Tanzübungen tun Ihrem Beckenboden gut, weil Sie stets ein Wechselspiel von Anspannung und Loslassen beinhalten. Dadurch gewinnen Ihre Muskeln die Elastizität, die für dauerhafte Kraft notwendig ist. Beachten deshalb Sie auch jetzt Ihren Atemfluss. Wenn der Atem mit der Bewegung fließt, sorgt er dafür, dass Ihre Beckenbodenübung kein verkrampftes Festhalten wird sondern entspannter Muskelaufbau. Allerdings sollten Sie von Anfang an darauf achten, dass Sie Muskelspannung auch mit Ausatmen und Weiteratmen kombinieren, also nicht grundsätzlich Anspannung mit Ein- und Entspannung mit Ausatmen, wie es Ihnen vielleicht zunächst am leichtesten fällt. Wenn Sie sich daran gewöhnen, den Beckenboden grundsätzlich mit dem Ausatmen loszulassen, wird es Ihnen sehr schwer fallen, auch unabhängig von Ihrer Atmung mit den Muskeln zu arbeiten. Sie sollen aber in die Lage versetzt werden, in der Belastung, zum Beispiel beim Heben und Tragen, mit Anspannung Halt zu geben, Situationen, in denen Sie schließlich auch weiteratmen bzw. gar nicht auf die Atmung achten.

Tanzbewegungen, die Sie besser vermeiden sollten, solange der Beckenboden noch erschöpft ist

Stampfen und schaukeln sollten Sie vermeiden, solange der Beckenboden noch schwach ist

Wahrscheinlich haben Sie selbst schon gemerkt, dass Luftsprünge zur Zeit im wahrsten Sinne des Wortes leicht in die Hose gehen können. Die Beckenbodenmuskulatur hat einfach noch nicht die Kraft, die Erschütterung durch Springen und Hüpfen aufzufangen. Vermeiden Sie in Ihrem Tanz Stampfen und trampelnde Schritte. Bei diesen Bewegungen entsteht im Bauchraum ein starker Druck nach unten, dem die Muskeln jetzt noch nicht widerstehen können. Schaukelbewegungen des Beckens, die mit ihrer Energie nach unten zu Boden gehen, können ebenfalls dieses unangenehme Druckgefühl verstärken.

Bewegungen in der Hocke weiten die Beckenbodenmuskeln stark. Solange sie noch in der Aufbauphase sind, wird es Ihnen sehr schwer fallen, sie in dieser Position auch anzuspannen, denn das ist wirklich äußerst schwierig.

Und was macht das Baby, wenn die Mutter tanzt?

Das Baby schaut und hört zu und findet Ihren Tanz wahrscheinlich spannend

In meinen Kursen für Frauen nach der Geburt erlebe ich immer wieder ein Phänomen: Solange wir versuchen Übungen auf der Matte zu machen, sind die Kinder oft quengelig unzufrieden. Dann wird es manchmal nichts mit den Übungen. Sobald die Musik beginnt und die Frauen sich im Tanz bewegen, sind die Babys plötzlich wie verwandelt. Die tanzenden Mütter sind für sie hochinteressant. Manche schauen ganz gebannt zu, andere beginnen sich auch zu bewegen. Fast immer können die Mütter den Tanz ungestört genießen.

Ich empfehle Ihnen, dass Sie es einmal probieren. Legen Sie das Kind so zu sich, vielleicht auf eine Decke auf den Boden, dass es Sie beobachten kann. Die meisten der Tänze in der Neufindung sind bestens geeignet, um sie vor dem Baby oder um das Baby herum zu tanzen. Wahrscheinlich wird auch Ihr Kind so ganz prima Ihr Programm für die Neufindung mitmachen und Sie nur stören, wenn es „wirklich" etwas hat.

Tücher und klingende Rasseln machen Ihren Tanz für das Baby noch interessanter

Ihr Baby findet Ihren Tanz noch interessanter, wenn Sie sich mit Tüchern oder Bändern schmücken, die mit den Bewegungen fliegen. Auch eine Rassel in der Hand beim Tanzen findet Ihr Baby wahrscheinlich hochspannend. Falls Sie glänzende Arm- oder Fußketten oder -reifen haben, kramen Sie sie heraus. Sie sind Ihr Schmuck und für das Baby eine Augenweide. Ketten oder Reifen, die bei der Bewegung klimpern, sind ideal. Diese kleinen Tanzutensilien bringen Sie selbst in Tanzstimmung und dem Baby macht es Spaß. Eine schöne Möglichkeit für Sie und das Baby ist auch, es zum Tanzen in ein Tragetuch oder einen Tragesack zu legen. Viele Säuglinge sind in den ersten Monaten berechtigterweise echte „Traglinge", sie möchten am liebsten gar nicht abgelegt werden. Dann ist Tanzen für die Kräftigung Ihres Körpers wirklich die einzige Möglichkeit.

Im Tragetuch tanzt das Baby mit

Für die Tänze, bei denen es auch um inneres Erspüren geht (z.B. der Pendeltanz oder Beckenbodenmuskeln in drei Schritten kennen lernen), ist es vielleicht schöner, wenn Sie sie die ersten Male ausprobieren, während das Baby schläft oder anderweitig versorgt wird. Dann können Sie sich ganz auf sich selbst konzentrieren. Tanzen in dieser Lebensphase ist Auftanken. Ich wünsche Ihnen, dass Sie sich auch in Ihrer freien Zeit diese Art von Stärkung und Erholung gönnen. Nutzen Sie jede einladende Musik im Radio zum Tanzen aus. Zum Beispiel in der Küche, bis das Wasser kocht oder die Nudeln gar sind! Das sind kurze Zeiten, einige Minuten, die Sie mit der Freude des Tanzes füllen können! Auch wenn es nur wenige Minuten Zeit sind, die Ihnen das Baby in den ersten Monaten gibt, nutzen Sie sie für Ihre Tänze zur Neufindung!

Manchmal ist es schön, sich ganz allein Zeit zum Tanzen zu gönnen

Tänze zum Beginnen

Tanzen trägt durch den Raum

Musik: z.B. Tina Turner, The Best oder Gipsy Kings, Bambaleo

Das Wunderbare beim Tanzen ist, dass dabei vieles, das Sie in dieser Lebensphase brauchen, von ganz allein entsteht. Tanzen bringt den gesamten Körper in Schwung. Eine flotte Musik anstellen und einfach loslegen. Schon werden die

Knie von ganz allein locker, beginnt das Becken sich zu bewegen, wird die Wirbelsäule geknetet, die Arme und Hände genießen die Freiheit der leichten Bewegung.

Der Pendeltanz

Musik: z. B. Enja, Shepherd Moons

Körperhaltung, Beckenboden und Bauchmuskeln beeinflussen sich gegenseitig

Viele Frauen klagen in den Wochen und Monaten nach der Geburt darüber, dass es ihnen schwer fällt, aufrecht zu stehen. Sie fühlen keine Kraft im Rücken. Deshalb sind sie auch besonders anfällig für Rückenschmerzen sowohl im Schulter-Nackenbereich als auch im Kreuz. Natürlich liegt das auch daran, dass der Rücken durch das Tragen des Babys ziemlich stark beansprucht wird. Sie finden hier verschiedene Tanzvorschläge für die Lockerung der Rückenmuskulatur. Entscheidend für den Halt im Rücken ist jedoch eine starke Beckenbodenmuskulatur. Die Muskeln um das Steißbein herum geben dem Rücken seine Fähigkeit zum Aufrechtsein. Die Bauchmuskulatur nimmt dem Rücken einen Teil seiner Haltearbeit ab, wenn sie kräftig ist. Andererseits fordert eine aufrechte Körperhaltung die Beckenbodenmuskeln wie auch die Bauchmuskeln zur Aktivität heraus. So beeinflussen sich Körperhaltung, Rückenmuskeln, Beckenbodenmuskeln und Bauchmuskeln gegenseitig.

Sie pendeln sich wieder in eine angenehme Körperhaltung

Stellen Sie sich zu Beginn bewusst in Ihrer übliche Alltagsstehweise hin. Wie fühlt sich der Rücken an? Kraftlos rund und gebeugt oder verspannt im Hohlkreuz? Wie halten Sie die Beine? Mit durchgedrückten Knien? Fühlen Sie dabei Ihre Beckenbodenmuskulatur? Was machen die Bauchmuskeln? Halten sie den Körper oder sind sie schlaff? Ihre Hände begleiten die Beobachtungen.

Nach dieser Selbstwahrnehmung verändern Sie Ihre Haltung Stück für Stück von unten nach oben. Eine ruhige sanfte Musik begleitet Sie. Stellen Sie zunächst die Füße ungefähr in Verlängerung Ihrer Hüften mit ganzer Sohle auf den tragenden Boden. Jetzt geben Ihre Knie ein wenig nach, Sie lassen sich noch etwas mehr vom Boden halten. Nun schließen Sie die Augen und stellen sich vor, eine unsichtbare Hand hielte Sie ganz sanft am Scheitel. So kommt die Wirbelsäule in eine entspannt aufgerichtete Position. Aufgerichtet gehalten pendelt der Körper langsam und genüsslich um seine eigene Mittelachse hin und her. Sie spielen mit diesem Pendelgefühl, lassen es mal mehr ausschlagen, mal weniger, spüren auch, wie die Füße mit dem leichten Schwung mitgehen. Irgendwann werden die Bewegungen immer kleiner und Sie pendeln sich in der Mitte ein, kommen zur Ruhe.

Ist es nicht jetzt nach der Geburt so, dass sich Ihr gesamtes Leben neu einpendeln muss? Dass Sie sich nach den Anstrengungen und Veränderungen neu im Leben zurechtfinden, aufrichten müssen? Dieser kleine Tanz kann Ihnen die innere Ruhe geben, die Sie dazu benötigen. Er ist eine sanfte Art, mit dem Tanzen zu beginnen.

Beckenbodenmuskeln in drei Schritten kennen lernen

Die Beckenbodenmuskulatur besteht aus drei Muskelschichten

In diesem Tanz geht es darum, ein Gefühl für die Beckenbodenmuskeln zu entwickeln. Sie können Ihre Muskeln nur aktiv aufbauen, wenn Sie ein Gespür dafür gewonnen haben, wo die Muskeln sich überhaupt befinden und wie unterschiedlich sich Anspannung und Entspannung anfühlen. Die Beckenbodenmuskeln können Sie nicht, wie zum Beispiel Muskeln Ihrer Arme, direkt anfassen. Der Weg, die Beckenbodenmuskulatur kennen zu lernen, führt über das Gefühl von Anspannung und Entspannung. Mit jeder Wiederholung Ihres Beckenbodentanzes werden Sie sie ein wenig mehr entdecken. In diesem Tanz nähern Sie sich den drei Bereichen der Gesamtmuskulatur in drei Schritten. Natürlich gehören all diese Bereiche letztlich zusammen. Und Sie werden sie später auch gemeinsam aktivieren.

Musik: z. B. Shania Twain, You`re still the one

Stellen Sie sich bequem hin. Die Füße stehen ungefähr in Verlängerung zu den Hüften und haben guten Kontakt zum Boden. Geben Sie den Knien Spielraum. Der Atem fließt angenehm. Beginnen Sie Ihr Becken sanft zu bewegen.

Die äußere Beckenbodenschicht lässt sich durch sanften Sog nach innen aktivieren

Gehen sie mit Ihren Gedanken zum Damm, also dem Bereich zwischen Scheide und After, der bei der Geburt besonders stark gedehnt wurde. Hier gibt es vielleicht eine Narbe vom Riss oder Dammschnitt, der die Durchblutung durch Tanzen und Massage gut tun wird. Mit einen leichten Sog ziehen Sie den Damm sanft in sich hinein und lassen dann wieder los. Diese kräftigende Bewegung wiederholen Sie einige Male, verbinden sie mit lockeren Bewegungen des Beckens im Tanz. So sorgen Sie dafür, dass die Muskeln sich nicht verkrampfen, sondern elastisch werden.

Die mittlere Beckenbodenschicht ist wie ein elastisches Band im Becken zwischen den Hüftgelenken gespannt

Wenn Sie für den zweiten Schritt bereit sind, stellen Sie sich ein elastisches Band vor, dass Ihre Hüften in Höhe der Hüftgelenke von innen verbindet. Sie können dieses Band durch Muskelspannung anspannen und es dann wieder locker lassen. Vielleicht möchten Sie Ihre Hände an die Hüften legen und so die innere Bewegung von außen spüren.

Im dritten Schritt wenden Sie sich der inneren Verbindung von Steißbein und Schambein zu. Dabei legen Sie eine Hand ins Kreuz und eine auf das Schambein. Um das Steißbein herum gibt es Muskeln, die sich wie ein Fächer Richtung Schambein ausbreiten. Sie stellen sich jetzt vor, dass Sie das Steißbein mit Anspannung in Richtung Schambein einziehen und es in der Entspannung wieder in seine ursprüngliche Position loslassen. In sanften Bewegungen des Beckens gehen Sie immer wieder zwischendurch in die Entspannung und lockern genüsslich.

Die innere Beckenbodenschicht ist wie ein Fächer vom Steißbein zum Schambein

Tanzen Sie diesen Tanz am besten täglich. Wenn Sie ihn ständig wiederholen, werden Sie merken, dass Sie Ihre Beckenbodenmuskeln immer besser kennen lernen. Immer deutlicher werden Sie die Unterschiede von Spannung und Entspannung in jeder einzelnen Muskelschicht spüren, werden immer klarer entdecken, wie die drei Muskelschichten miteinander zusammenspielen.

Die Kugel im Becken rollt

Mit der imaginären Kugel bringen Sie Ihren Beckenboden wieder in Schwung

Für viele Frauen bedeutet Beckenbodenschwäche Verlust. Verlust der Kontrolle (wichtiger Körperfunktionen), Verlust der Lust am Liebesspiel! Das lässt sich ändern! Den ersten Schritt gegen die Beckenbodenschwäche haben Sie mit dem oben beschriebenen Tanz zum (Wieder-)Kennen lernen der Muskeln schon gemacht. Die folgenden Ideen sind für Ihr weiteres Beckenboden-Training im

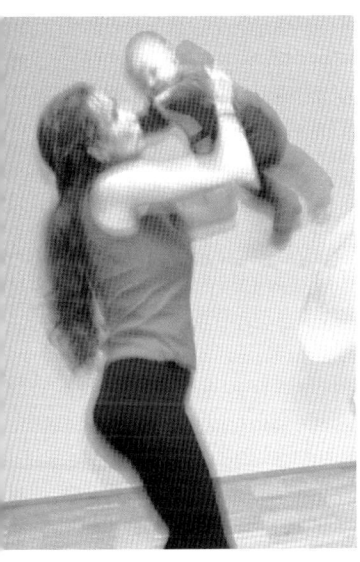

Tanz entwickelt worden. Sie sollen Sie dazu bringen, Ihre Lust auf einen aktiven Beckenboden (neu) zu entdecken. Alles, was in Ihrem Beckenboden steckt, von der stärksten Kraft bis zur sanftesten Zartheit, können Sie in diesen Tänzen intensivieren und auskosten. Ihr Einsatz bei diesen Tänzen sind fünf Minuten Zeit und Ihre Fantasie. Sie kreieren in Ihren Gedanken eine Kugel für den Tanz Ihres Beckens. Farbe, Größe, Material der Kugel entspricht ganz Ihrem Geschmack und dem jeweiligen Tanzarrangement. Die Kugel bewegt sich bei den folgenden Tanzideen mit Hilfe Ihrer Vorstellungskraft in Ihrem Becken!

Gewinn ist Ihnen bei diesem Einsatz sicher, wenn Sie regelmäßig, jeden Tag die Kugel rollen lassen. Werden Sie ruhig süchtig auf diese Tänze! Diese Art von Sucht führt nicht in den Ruin sondern zum Erfolg. Angenehmer Zusatzeffekt ist, dass nicht nur die Beckenbodenmuskulatur gewinnt. Auch Bauchmuskeln und Gesäßmuskeln beteiligen sich. Und das Kreuz und die Lendenwirbel werden massiert.

Übrigens: wenn Sie sich ein buntes Tuch um den Bauch binden, das bei Ihren Bewegungen mitschwingt, hat das Baby auch etwas Interessantes zu gucken.

Kugelbahn

Die Kugel rollt in der Kugelbahn und bekommt immer wieder einen „Kick" nach oben

Kennen Sie dieses bei Kindern so beliebte Spielzeug, die Kugelbahn? Sie besteht aus einer Holzkonstruktion, in der eine oben hinein gelegte kleine Kugel langsam hinunterrollt. Unten angekommen wird die Kugel von der Hand in Empfang genommen und das Spiel beginnt von vorne. Ein Spiel, das bestimmt im Laufe der nächsten Jahre auch Ihr Kind begeistern wird.

Stellen Sie sich nun vor, dass sich so eine Kugelbahn mit angenehmer Form und Größe in Ihrem Becken befindet. Das Becken fühlt sich damit richtig wohl. Bei Ihrer Kugelbahn gibt es aber einen entscheidenden Unterschied zum Kinderspielzeug: Nicht die Hand hebt die Kugel immer wieder auf, damit sie von neuem hinunterrollen kann, sondern Ihr Beckenschwung, Ihre Beckenbodenkraft, die der Kugel den Kick nach vorn gibt um wieder oben anzukommen! Mit sanften Beckenbewegungen gleitet die Kugel durch Ihr Becken nach unten und immer wieder geben Sie Ihr den kräftigen Schwung, damit sie von vorn beginnen kann. Nun brauchen Sie nur noch eine passende Musik und schon kann die Kugel losrollen. Probieren Sie diesen Tanz in verschiedenen Variationen aus. Er kann, von sanfter Musik begleitet, sehr entspannend sein. Mit lebhafter Musik rollt Ihre Kugel vielleicht wie in einem Karussell der Sorte „Wilde Maus"! Schön kann es auch sein, wenn die Bewegungen langsam beginnen und dann immer heftiger werden.

Musik: z. B. Celine Dion, My Heart will go on ; z. B. Mariah Carey, Divas Live, My All

Kugel kreist im Becken

Kugeln in einen erdachten Korb aus dem Becken herauswerfen macht starke Muskeln

Auch dieser Tanz mit der Kugel ist für Ihre gesamte Beckenbodenmuskulatur Gold wert. Es ist wieder eine Kugel, die Sie bewegen. Dieses Mal rollt sie unermüdlich in Kreisen in Ihrem Beckenraum. Zwischendurch entspannen Sie sich. Tanzen Sie sich durch alle Möglichkeiten, die Ihre Kugel kreisen kann. Waagerechte Kreise, senkrechte, Kreise in den Diagonalen. Auch einmal in die andere Richtung. Immer bleibt die Kugel dank Ihrer Beckenbodenmuskulatur in Bewegung. Wechseln Sie auch hier zwischen sanften und kräftigen Bewegungen.

Musik: z. B. Ricky Martin, Vuelve, La Bomba

Kugeln in den Korb kicken

Mit Kreisbewegungen rollen
Sie die Kugel im Becken umher

Haben Sie jemals im Sport werfen geübt? Mit Ihrer Beckenkugel werden Sie auch als „Ballspielmuffel" Spaß haben. Denn der folgende Tanz tut Ihren Beckenbodenmuskeln gut und Sie können darangehen, mit der ganzen Kraft des Beckens Bälle zu kicken. Bei diesem Tanz wird Ihr Becken zu einem Behältnis, in dem es ständig Nachschub an Kugeln gibt. Außerdem kommt jetzt auch noch ein Fantasie-Korb dazu. Stellen Sie sich ihn im Abstand von ca. zwei Metern vor. Er steht auf dem Boden und ist so groß, dass 20 bis 40 Ihrer Kugeln hinein gehen. Zu Beginn stehen die Füße wie immer in Verlängerung der Hüften auf dem Boden und der Atem fließt entspannt. Nachdem Sie sich das Becken warm getanzt haben, beginnen Sie damit, die Kugeln in den Korb zu werfen. Die Kraft, die Sie zum Wurf benötigen, kommt aus den Muskeln um das Steißbein. Bei jedem Wurf kickt das Becken kraftvoll und schnell nach vorne. Sie wechseln sanfte massierende Beckenbewegungen mit diesen kräftigen Wurfbewegungen ab. Mal sind es gezielte einzelne Schmetterbälle, mal einige schnell aufeinander folgende. Ball für Ball kommt im Korb an, bis der randvoll ist. Dieser Tanz kräftigt ganz gezielt Ihre tiefen Beckenbodenmuskeln. Außerdem ist er sehr gut für die Gesäßmuskulatur.

*Musik: z. B. Aretha Franklin,
A Rose is still a Rose*

Kugel spielt Pingpong zwischen den Hüften

*Fortgeschrittene Beckenboden-
tänzerinnen spielen mit der
Kugel im Becken Pingpong*

Bei diesem Tanz mit der Kugel stellen Sie sich vor, dass Ihre Kugel zwischen den Hüften Pingpong spielt. Ihre mittlere Beckenbodenmuskulatur, das oben beschriebene Band zwischen den Hüften, ist die haltende Bespannung des Schlägers, der die Kugel mit kurzem aber kräftigem Schwung seitlich mal zur einen und mal zur anderen Hüftinnenseite schickt. Wichtig bei diesem Tanz ist die leichte Dauerspannung Ihrer Beckenbodenmuskeln, mit der Sie die Kugel auffangen. Dieses Pingpong-Spiel geht immer einige Male hin und her, für die Dauer eines „Satzes". Dann erholt sich das Becken für eine Weile in sanften Bewegungen. Legen Sie erst dann wieder los zum nächsten „Satz", wenn Sie sich ganz entspannt haben.

*Musik: z. B. Shania Twain, Divas
Live, Man, I feel Like A Woman*

Vielleicht möchten Sie Ihre Hüften mit den Händen halten, damit Sie noch besser spüren können, wohin Ihre Kraft die Kugel schickt. Auch bei diesem Tanz sind die Knie locker und der Atem fließt entspannt. Dieser Tanz ist gut für die Ausdauer Ihrer Beckenbodenmuskeln. Sie halten die Muskeln über einige Atemzüge hinweg in Anspannung. Deshalb ist dieser Tanz etwas für fortgeschrittene Beckenbodentänzerinnen. Erst wenn Sie die Kugel bei den anderen Tänzen mit Leichtigkeit auf Reisen schicken können, sollten Sie diesen Tanz ausprobieren.

Die Kugel rollt auch mit Kind auf dem Ball

Auf dem Ball können Sie alle vorgestellten Kugeltänze ausprobieren. So können Sie das Baby im Arm halten, die Beine erholen sich und Sie tanzen mit dem Becken für Ihre Beckenbodenkraft.

Orientalischer Tanz schenkt Ihnen in der Neufindung spielerische Freude am Körper und Stolz, Frau zu sein

Schon beim Tanzen in der Schwangerschaft habe ich Sie in den Orient gelockt. Speziell für die Neufindungszeit möchte ich jetzt eine andere Seite meines ganz persönlichen Erlebens mit dem orientalischen Tanz zeigen, die spielerisch ausgelassene Freude am eigenen Körper und den Stolzes darüber, Frau zu sein.

Der Körper einer Frau verändert sich durch eine Schwangerschaft und die Geburt. Gehören Sie zu den Frauen, die jetzt unzufrieden mit Ihrem Aussehen sind? Die sich nicht recht anfreunden können mit den Veränderungen? Unser Schönheitsideal ist stark von unserer Kultur geprägt. Ich glaube, dass in jedem Menschen aber auch ein tiefes Gefühl dafür steckt, in welcher Körperform er sich wirklich zu Hause fühlt. Als ich im Orient lebte, habe ich viele Male ausgelassene Tanzfeste unter Frauen erlebt, denn im Orient feiern die Frauen unter sich und für sich. Schönheit jeder Einzelnen konnte nur an ihren Augen erkannt werden, an ihren Bewegungen, an den Haaren, den Zähnen, an der Form ihrer Füße oder Hände, an ihrem Lachen. Denn der Körper mit seinen mehr oder weniger vorhandenen Rundungen trat durch die reichliche Körperkleidung – meist trugen die Frauen über den langen Unterhosen zwei bis drei Kleider – nicht zum Vorschein.

Für Sie selbst, aber auch für Ihr Baby ist es wichtig, dass Sie sich mögen!

Wir leben natürlich in einer ganz anderen Welt. Doch die Erkenntnis, die ich als Europäerin bei diesen Erlebnissen gewonnen habe, ist, dass Schönheit relativ ist. Es hängt von Ihnen selbst ab, was Sie an sich als schön schätzen. Betrachten Sie sich doch mit diesem Gedanken im Spiegel: Was finde ich schön an mir? Zählen Sie für sich alles auf, was Ihnen an sich selbst gefällt. Freuen Sie sich an diesen schönen Seiten Ihres Körpers! Wir sind es gewohnt, über unsere Mängel nachzudenken und auch zu reden. Dabei ist es mindestens genauso wichtig und für die innere Zufriedenheit unerlässlich, sich über die eignen Vorzüge zu freuen. Gerade jetzt als frisch gebackene Mutter! Denn sicher wissen Sie, dass es für die Entwicklung Ihres Kindes ganz wichtig sein wird, dass es sich mag. Diesen Mut zur Eigenliebe kann es nur von Ihnen als Vorbild lernen. Außerdem sind Mütter, die sich mögen, besser gelaunt und davon haben Kinder ganz viel.

Zum Genießen dieser Freude möchte ich Sie nun zu einem orientalischen Tanzfest einladen. Es ist ein Fest der Sinne. Kleine Geschichten und Fantasiebilder bringen Sie in verschiedene typische Bewegungen des orientalischen Tanzes hinein. Entdecken Sie mit ihnen Ihre Lust zum Erspüren neuer Bewegungen! Natürlich sind dies Tanzbewegungen, die Ihrem Körper nach der Geburt besonders gut tun können. Bewegungen, die Beckenboden, Bauch- Po-, Bein-, Brust- und Rückenmuskulatur stärken. Im Vordergrund steht jedoch die Freude am Tanz.

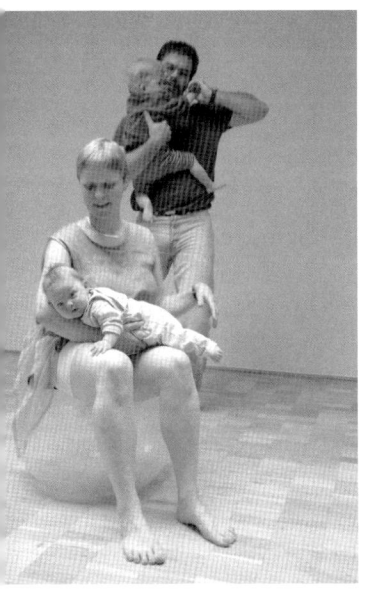

Mit orientalischem Tanz stärken Sie vor allem Beckenboden, Bauchmuskulatur, Rücken und Brustmuskeln

Orientalische Tanzbewegungen und die Zeit der Neufindung

Die meisten Bewegungen des orientalischen Tanzes sind für diese Lebensphase bestens geeignet! Viele Bewegungen vereinen Bauchmuskel- und Gesäßmuskelkräftigung mit Beckenboden-, Rücken- und Bruststärkung. Besonders der typische Bewegungsfluss, der ständige Wechsel von Spannung und Entspannung, ist für Sie in dieser Phase geeignet. Die vielen unterschiedlichen Armbewegungen im orientalischen Tanz kräftigen Ihren Schulter-Nackenbereich sehr effektiv. Im orientalischen Tanz gibt es ganz typische Brustbewegungen. Auch die sind sehr gut für Frauen nach Geburten, weil sie die Beweglichkeit im oberen Teil des Rückens vergrößern, die Muskulatur dort stärken, wo der Körper durch das Stillen belastet wird.

Vermeiden Sie Bodentanz und kräftige Schüttelbewegungen des Beckens bei Beckenbodenschwäche

Allerdings gibt es auch im orientalischen Tanz einige Bewegungen, die Sie, solange Ihre Beckenbodenmuskulatur noch schwach ist, vermeiden sollten. Dies sind vor allem die Schüttelbewegungen des so genannten „Shimmy" und Sprünge. Im Bodentanz gibt es einige Bewegungen, die die gerade Bauchmuskulatur herausfordern. Die ist jedoch nach einer Schwangerschaft meistens, wie schon beschrieben, überdehnt. Dadurch müsste die Bewegung dann ganz aus dem Rücken kommen, was mit Sicherheit zu Rückenschmerzen führt. Diese Bodenbewegungen sind dann auch mit einem geweiteten Beckenboden verbunden und deshalb besser zu vermeiden. Tipps für den Tanz mit Baby: Das Hüfttuch (siehe 2. Einladung) schmückt Ihren Körper, verstärkt Ihre Aufmerksamkeit für das Becken und ist für das Baby interessant anzuschauen!

Freude über den eigenen Körper tanzen

Tanzen Sie mit orientalischer Musik Ihren Mut zur Eigenliebe herbei

Musik: *z. B. Tarkan, Gül Döktüm Yollarina*

Fassen Sie den Mut zur Eigenliebe gleich mit dem folgenden Tanz als Einleitung zum orientalischen Tanzfest. Was ist Ihnen bei Ihrer Betrachtung im Spiegel positiv aufgefallen? Es ist an der Zeit, dass Sie diese Seite in den Vordergrund rücken! Suchen Sie sich eine fröhliche arabische oder türkische Musik. Beginnen Sie Ihren Tanz mit einem Körperteil, den Sie ausgewählt haben. Wie schön ist es, dass Sie ihn haben! Nehmen Sie alles an diesem Körperschatz wahr! Stecken in ihm auch Möglichkeiten zur Bewegung? Wie schön ist es, mit ihm genussvoll zu tanzen! Was mögen Sie sonst noch an Ihrem Körper? Und mit welchen anderen Körperteilen fühlt es sich auch gut an zu tanzen? Welche Bewegungen mögen Sie? Sie tanzen die Freude über all das, was Sie an sich mögen!

Schublade

Mit der Schubladenbewegung der Hüfte stärken Sie die Kraft, die in Ihrem Becken steckt

Musik: *z. B. zu Khaled, Didi oder Brian Keane und Omar Faruk Tekbilek, Beyond The Sky, Siseler*

Denken Sie an die orientalische Tänzerin, deren Füße unter den weiten Hosen und zahlreichen Röcken immer hüftweit stehen und deren Knie locker mit den Bewegungen mitgehen. Stellen Sie sich vor, dass sich rechts und links von Ihnen je eine offene Schublade befindet. Sie wählen Größe und Farbe, wichtig ist jedoch, dass die Schublade eine ganz weiche Oberfläche hat, die sich auch bei kräftigen Stößen angenehm anfühlt. Sie möchten die Schubladen schließen! Natürlich haben Sie wie immer beide Hände voll zu tun. Also müssen die Hüften ran. Mit kräftigen ausladenden seitlichen Bewegungen versuchen Sie zunächst eine der Schubladen zu schließen. Das Dumme an diesen Schubladen ist, dass sie immer wieder zurückfedern. Da hilft nur Hartnäckigkeit und vielleicht auch ein bisschen Wut! Mit aller Kraft, die in Ihrem Becken steckt, stoßen Sie die Schublade endlich zu. Geschafft! Doch jetzt kommt die andere Seite an die Reihe! Denn da wartet auch so eine federnde Schublade. Aber auch die kriegen Sie mit Ihrer Beckenkraft schließlich zu.

Vielleicht probieren Sie beim nächsten Mal, wenn Sie sich die Schubladen wieder vornehmen, beide Schubladen gleichzeitig zuzustoßen, stoßen also mal nach rechts und mal nach links, wie es Ihnen gerade Spaß macht. Bei jeder Wiederholung des Schubladentanzes werden Sie mehr Kraft in Ihrem Becken spüren, auch wenn Sie vielleicht feststellen, dass in einer Seite mehr davon zu stecken scheint als in der anderen. Dieser Tanz kräftigt Ihre Beckenboden- und Bauchmuskulatur und ist sehr gut für die Taille.

Die kraftvollen orientalischen Hüftdrehungen sind ideal für Ihr Bauchmuskeltraining

Musik: *z. B. Khaled, Lillah oder Tarkan, Simarik*

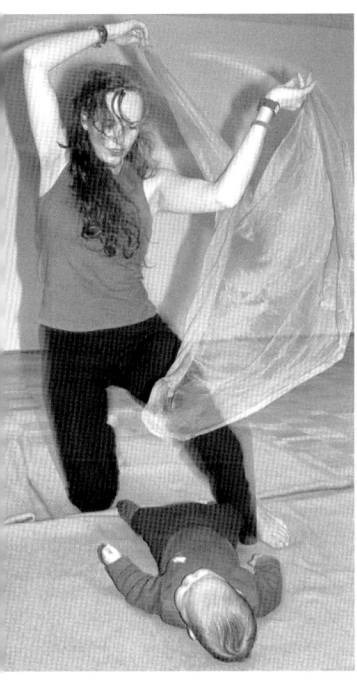

Auch der Taille nützen die orientalischen Bewegungen

Musik: *z. B. mit Tarkan, Sikidim*

Neuigkeiten berichten

Bei diesem Tanz nehmen Sie sich vor, die Neuigkeiten aus Ihrem Leben zu verbreiten. Was gibt es zu berichten von Ihrem Baby? Was möchten Sie gern von sich erzählen? Die Frauen im Orient leben im engen Kontakt miteinander. Es vergeht kein Tag, an dem sie sich nicht mit ihren Freundinnen treffen. Aber warum dabei immer den einfachen Weg der Sprache wählen? Bei diesem Tanz sind Ihre Neuigkeiten auf die Außenseite ihrer beiden Oberschenkel geschrieben! Damit Sie Ihre Neuigkeiten verbreiten können, legen Sie Ihr Körpergewicht zunächst in ein Bein – Ihr Standbein – hinein. Das Knie ist wie immer leicht gebeugt, so stehen Sie fester. Durch die Gewichtsverlagerung erhält das andere Bein die Freiheit, die es für die folgende Bewegung benötigt: Sie drehen jetzt das Bein aus der Hüfte heraus in einer Vierteldrehung, so dass die Außenseite des Oberschenkels nach vorne zeigt. Der Fuß des drehenden Beines hat mit den Zehen ganz leichten Bodenkontakt, so als ob Sie Ihren Fuß in den warmen Wüstensand drehten. So kann Ihr Gegenüber die Neuigkeiten auf dem Oberschenkel lesen! Aber das Erzählen der Neuigkeiten soll ja Spaß machen und die Spannung für die neugierige Leserin erhalten bleiben. Also geht die Hüfte im Rhythmus der Musik immer wieder in die Ausgangsstellung zurück und dreht wieder nach vorne, wobei das Körpergewicht zunächst auf dem Standbein bleibt. Irgendwann beginnen Sie die gleiche Art von Nachrichtenübermittlung mit dem anderen Oberschenkel. Die Hüften bleiben in Bewegung, bis alle Neuigkeiten weitergegeben sind.

Wahrscheinlich ist es viel schöner und auch leichter, wenn Sie die Arme bei diesem Tanz ausbreiten, leicht mitbewegen und den Oberkörper etwas nach hinten neigen. Das verstärkt Ihren sicheren Halt auf dem Standbein. Diesen Tanz werden vor allem Ihre Bauchmuskeln und die Taille Ihnen danken.

Es regnet Luftballons

Stellen Sie sich vor, es regnet in Ihrer Wohnung Luftballons! Bunte schöne Ballons rieseln von Ihrer Decke herab. Und Sie möchten mit Ihrem Tanz dafür sorgen, dass sie nicht auf den Boden fallen sondern immer wieder zur Decke fliegen. Das Körperteil, dass Sie dafür brauchen, sind Ihre Pobacken. Mit denen geben Sie den Ballons immer wieder den leichten Kick, der sie hochsteigen lässt. Mal mit der einen, mal mit der andern Pobacke kicken Sie unermüdlich die bunten Ballons hoch in die Luft. Das geht in schnellem Tempo, denn es sind ziemlich viele Ballons, die da herunterkommen. Leichter geht es, wenn Sie sich mit dem Oberkörper ein wenig nach vorne beugen. Schauen Sie ruhig über Ihre Schulter, ob Sie auch treffen. Dabei können die Arme zum Ausgleich locker nach vorne zeigen. Bauchmuskeln und Taille sind bei diesem Tanz besonders angesprochen.

Das Wasserrad

Musik: z. B. Khaled, Sarah

Stellen Sie sich vor, Sie seien eine der schönen Wassermühlen, die mittlerweile so selten geworden sind. Sie stehen an einem klaren Bach, dessen angenehm warmes Wasser an Ihnen entlangrauscht. Ihr Stand ist sicher und angenehm, Ihre Füße sind hüftweit, die Knie locker für die Bewegung. Nun wird eine Ihrer Hüften zum Wasserrad. Dafür stellen Sie sich auf dieser Seite auf die Zehenspitzen. Dadurch erhält die Hüfte Bewegungsfreiheit. Jetzt kreist die Hüfte. Sie nimmt von unten das Wasser auf, dreht dann in einem Halbkreis nach oben und senkt sich mit dem anderen Halbkreis wieder nach unten ab. In dieser stetigen Kreisbewegung schaufeln Sie unentwegt das Wasser Ihres Baches. Ihr Körper-das Mühlenhaus- bleibt in der Mittellinie. Nach einiger Zeit wechseln Sie die Seite, auch die andere Hüfte schaufelt das Wasser. Die Arme können sich derweil zum Beispiel über dem Kopf zu einem Dach Ihres Mühlenhauses formen oder in allen Variationen tanzen. Dieser Tanz ist sehr gut für die Beckenboden- und Bauchmuskulatur und die Taille.

Das Lämpchen funkeln lassen

Hier widmen Sie sich besonders den Brust- und Rückenmuskeln

Musik: z. B. Cheikha Rimitti, Nouar, Hak-Hak

Die orientalischen Tänzerinnen wissen, dass sich auf ihrem Brustbein eine Lampe befindet, die leuchten kann! Sie lassen diese Lampen funkeln und drücken so ihren Stolz aus. Probieren Sie es mit dem folgenden Tanz auch aus. Sie werden merken, wie sich das innere Selbstwertgefühl dadurch aufbaut! Der Körper steht in angenehm aufgerichteter Position. Der Atem fließt ganz entspannt. Jetzt wandern Sie mit Ihrer Wahrnehmung zum Brustbein, das zwischen Ihren Brüsten liegt. Sehen sie die Lampe vor Ihrem inneren Auge! Spüren Sie sie! Jedes Mal, wenn Sie das Brustbein von den Brustmuskeln aus nach vorne schieben, weitet sich das Brustbein und die Lampe leuchtet auf. Wenn Sie dann die Muskeln wieder entspannen, schließt es sich und das Licht geht aus. Je kräftiger Ihre Bewegung ist, desto heller funkelt die Lampe. Spielen Sie mit dieser Bewegung in Ihrem Tanz: mal kräftig leuchten lassen, mal sachte blinken, mal im schnellen Tempo, mal genüsslich und langsam. Dieser Tanz kräftigt die Rückenmuskeln im Bereich der Schulterblätter. Tipp mit Baby: Sie können den Tanz auf dem Boden sitzend tanzen, dann ist es näher bei Ihnen.

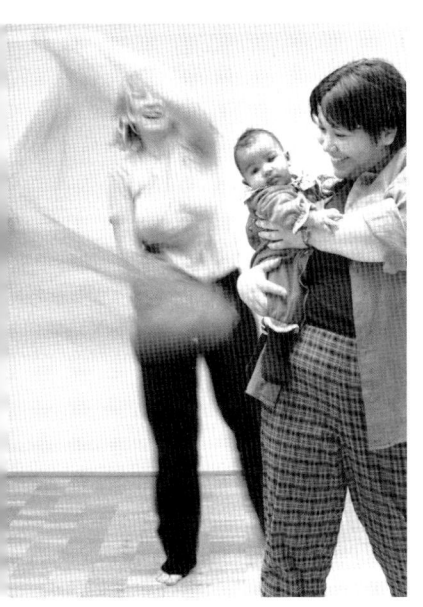

Bunte Tücher geben den Schultern Freiheit

Diesen Tanz mit einem leichten Tuch habe ich Ihnen schon in der Schwangerschaft empfohlen (siehe 7. Einladung). Jetzt ist er ideal für die verspannten Schultern.

Mit dem leichten Tuch durch die Luft zu wirbeln bewirkt ein Gefühl von Freiheit. Und es macht dem Baby Spaß, das fliegende Tuch anzuschauen. Eine beliebte Variation dieses Tanzes ist auf dem Teppichboden oder einer Decke möglich. Sie tanzen für sich und das Baby mit dem Tuch, mal auf den Unterschenkeln sitzend oder auch auf Knien.

Den brasilianischen Karneval nach Hause holen

Mit brasilianischen Rhythmen vertreiben Sie Ihre Müdigkeit und kräftigen Ihren Körper

Haben Sie schon einmal Bilder vom brasilianischen Karneval gesehen? Das bunte Treiben auf den Straßen Rio de Janeiros, in Bahia oder anderen Städten? Da toben die Tänzer durch die Straßen, begleitet von unzähligen Musikern und Trommlern und mit einer Energie, die schier unerschöpflich ist. Die Luft ist angefüllt vom Schweiß der Menschen und von der mitreißenden Freude, der sich wohl keiner entziehen kann. Tage und Nächte geht das unentwegt so weiter und die Müdigkeit scheint abgeschafft zu sein.

Vermutlich leben auch Sie im Moment in einer Situation, in der die Nacht zum Tag geworden ist. Doch nicht ausgelassener Karneval sondern Ihr Baby ist es, das Sie vom Schlaf abhält. Von Nachtruhe will es vielleicht noch nicht viel wissen. Zu Recht, denn der kleiner Körper braucht einige Monate, um sich in seiner Entwicklung auf den auf dieser Welt üblichen Rhythmus einzustellen. Vielleicht wundern Sie sich selbst über Ihre große Leistung, diese 24-Stunden-Aufgabe überhaupt über mehr als ein paar Tage durchzuhalten! Wahrscheinlich machen Sie es so wie die Menschen zur Zeit des Karnevals in Brasilien und holen sich Ihren Schlaf, wann immer sich gerade die Gelegenheit dazu bietet.

Ich erlebe jeden Tag die bleierne Müdigkeit, die in den Frauen und auch Männern steckt, wenn eine Nacht wieder besonders hart war. Alles scheint dann grau, die Kraft zur Bewältigung des neuen Tages scheint völlig aufgebraucht zu sein. Ich habe für Sie ein wunderschönes bewährtes Rezept gegen Müdigkeit: Tanzen nach den mitreißenden brasilianischen Rhythmen! Da verschwindet die Müdigkeit im Nu. Sie tanken Freude und Energie auf!

Vielleicht klingt das völlig abwegig, ruft doch der ganze Körper nach Ausruhen. Natürlich ist Schlaf notwendig und ich wünsche Ihnen sehr, dass Sie dazu Gelegenheiten finden. Doch dieses Rezept ist nicht nur gegen die Müdigkeit wirksam. Sie werden merken, wie schnell die Trägheit verfliegt und sich neue Kraft in Ihrem Körper ausbreitet. Die bunten Farben und die Leichtigkeit des Karnevals, die unbändige Lebensfreude der Menschen steckt in dieser Musik und wird Sie anstecken, wenn Sie nach ihr tanzen.

Vielleicht erinnern Sie sich dann im Tanz auch an Nächte in Ihrem Leben vor dem Baby, die Sie voll Freude mit dem Liebsten, mit Freunden durchgemacht oder durchgetanzt haben. Macht sich da die Sorge breit, dass damit nun Schluss ist als Mutter? Ich versichere Ihnen, dass die Zeit dafür wiederkommen wird, wenn Sie es wirklich möchten. Jetzt schon tagsüber zu tanzen kann in Ihnen die Vorfreude darauf wecken.

Sambabewegungen und Neufindung für den Körper

Samba tanzen ist Schnelligkeit mit Bodenkontakt

Samba ist in der Neufindungsphase sehr zu empfehlen! Die permanenten Beckenbewegungen kräftigen auch die Bauchmuskulatur und das Kreuz wird durchgeknetet. Die Fußarbeit bewirkt Muskelstärkung im Gesäß und in den Beinen. Zum Samba gehören schnelle Schulterbewegungen und Schüttelbewegungen der Schultern. Die können Ihre verspannten Schultern natürlich gebrauchen. In der Regel ist Samba ein sehr schneller Tanz. Die Tänzer bewegen sich mit unglaublicher Geschwindigkeit und Leichtigkeit. Diese Schnelligkeit ergibt sich auch daraus, dass die Schritte ganz klein sind und der Kontakt zum Boden gehalten wird. Dieser Bodenkontakt macht den Samba für die Neufindungsphase wertvoll, denn er schützt den Beckenboden. Hinzu kommt, dass das Becken wirklich permanent in Bewegung ist. Im ständigen Wechsel von Spannung und Entspannung wird die Beckenbodenmuskulatur massiert und gekräftigt.

Alle Bewegungen des Samba, die Ihnen gefallen und gut tun, sind für diese Lebensphase zu empfehlen. Die Geschwindigkeit des Samba ist für Sie, wenn Sie den Tanz jetzt kennen lernen, wahrscheinlich ungewohnt. Lassen Sie sich vom Tempo der Musik nicht hetzen. In jedem noch so schnellen Rhythmus steckt auch eine langsamere Bewegungsmöglichkeit. Wichtig ist, dass Sie stets ein Tempo der Bewegung wählen, in dem Sie sich wohlfühlen. Tipps für den Tanz mit Baby: Tücher oder Bänder, um die Taille, die Hüfte, Arme oder Handgelenke gebunden sind sie wie der bunte Federschmuck der Sambatänzerinnen! Und sie interessieren das Baby.

Mit Leichtigkeit aufrecht sein

Die Sambatänzerin ist stolz und aufrecht – das können Sie auch sein

Im Samba ist der Körper stets aufrecht. Diese aufrechte Köperhaltung ist für mich auch Ausdruck des Stolzes, den die Menschen früher als Sklaven bewahrt haben. Sie ließen sich nicht unterkriegen sondern entwickelten Ihre Kraft zur Überwindung der Fesseln. Probieren sie mit brasilianischer Musik, wie schön es ist, voll stolzer Leichtigkeit aufrecht durchs Leben zugehen! Machen Sie einen Spaziergang durch Ihre Wohnung, begleitet von beschwingter Musik. In kleinen Schritten wandern Sie im Rhythmus der Musik umher. Stellen Sie sich vor, dass die unsichtbare Hand Sie am Scheitel wieder einmal sanft hält. Das macht die aufrechte Haltung leichter, sorgt für den freien Blick nach vorne. Der ganze Fuß hebt bei jedem Schritt ganz leicht vom Boden und kommt immer wieder auf dem Boden an. Das geht noch leichter, wenn Sie das Gewicht in die Hacken legen. Die Knie werden locker mit der Musik. Ganz von selbst kommen das Becken und der ganze Rumpf dabei in sanfte Schwingung. Immer weiter schlendern Sie tanzend so herum. Wie von allein beginnen die Schultern irgendwann diese sanfte Bewegung mitzumachen, indem sie leicht auf und ab schaukeln. Genießen Sie die sanften Schwingungen und wie angenehm leicht es sich aufrecht gehen lässt. Wie wäre es, wenn Sie öfter auf diese Weise durchs Leben schlendern würden? Sich einfach zwischendurch von den anstrengenden Seiten Ihres Lebens erholen? Sie können diesen Tanz auch mit einem Kirschkernkissen oder Kissen auf dem Kopf tanzen. Das hilft Ihnen, Ihren Kopf wirklich aufrecht zu halten.

Musik: z. B. The Rhythm of Brasil, Mulher Brasilier; Casa da Samba

Sambakippen

Die kräftige Beckenbewegung bringt Ihr Becken in Schwung

Musik: z. B. Daniela Mercury, Feijao Com Arroz, Bandeira Flor

Während des Tanzes in der Schwangerschaft habe ich Ihnen das Sambakippen vorgestellt (siehe 3. Einladung). Diese Bewegung ist auch jetzt in der Neufindungsphase sehr gut für Ihre Beckenbodenmuskulatur. Jetzt geht es im Schwerpunkt um Kräftigung Ihrer Muskeln. So wie in der Schwangerschaft die kräftigen Bewegungen im Wechsel mit Lockerung zur Durchblutung sinnvoll waren, so bewirkt jetzt der Wechsel von Spannung und Entspannung eine kräftigende Elastizität. Wenn Sie jetzt das Sambakippen wieder tanzen, dann können Sie noch kräftiger in diese Bewegung hineingehen. Das Baby ist geboren, das Becken kann sich ganz frei bewegen.

Die Tänzerin dreht sich um sich selbst

Drehen Sie sich im Tanz ganz um sich selbst

Beim brasilianischen Karnevalsumzug gibt es große Fahrzeuge, auf denen Tänzerinnen in leichter Bekleidung das Fest begleiten. Sie sind Mittelpunkt des Umzugs, um den herum die anderen Menschen sich bewegen. Sie tanzen zur Freude aller. Sicher gehört eine Menge Mut und Selbstbewusstsein dazu, sich auf diesen offenen Wagen so zur Schau zu stellen. Zur Zeit dreht sich Ihr Leben wahrscheinlich hauptsächlich um das Baby. Das ist wichtig, denn Menschenkinder kommen so hilflos auf diese Welt, dass sie von der guten Pflege und Zuwendung völlig abhängig sind. Viele Frauen haben jedoch nach einiger Zeit das Gefühl, dass sie selbst gar nicht mehr wichtig sind, dass die tägliche Leistung, ganz für das Kind da zu sein, in ihren eigenen Augen oder sogar den Augen anderer nicht wertvoll ist. Wenn solche Gefühle Sie überkommen, ist es an der Zeit, etwas für das Selbstbewusstsein zu tun! Bei diesem Tanz stellen Sie sich in den Mittelpunkt. Sie drehen sich um sich selbst wie die Tänzerin auf dem Wagen. Möchten Sie sich ein buntes Kleid mit schönen Federn vorstellen, dass Sie für diesen Tanz schmückt?

Musik: z. B. Gloria Estefan, Mi Tierra, Mi Tierra

Mit dem Schwung aus Ihrer Hüfte drehen Sie sich im Kreis. Die Tänzerinnen in Rio haben hochhackige Schuhe an. Die brauchen Sie nicht. Sie stellen sich auf die Zehenspitzen. So schnell sie mögen, drehen sie sich auf den Zehenspitzen, wobei ein Fuß am Platz bleibt und die Drehung durch den Schwung der Hüfte des anderen Beins entsteht. Wenn Sie die Arme dabei ausbreiten, behalten Sie Ihren festen Stand, auch im schnellen Drehen, und unterstützen die aufrechte Haltung im Brustbereich. Von Zeit zu Zeit wechseln Sie das Bein für die andere Drehrichtung. Vielleicht gehen die Schultern irgendwann von allein schüttelnd mit. Dieser Tanz stärkt nicht nur Ihr Selbstbewusstsein sondern auch die Bauch- und Gesäßmuskeln.

Schultern schütteln

Schulterbewegungen lockern und stärken den Oberkörper

Die brasilianischen Sambatänzerinnen drücken viel Selbstbewusstsein und auch prickelnde Erotik in Ihren Beckenbewegungen aus. Der Stolz kommt aus der Körperhaltung und den Schulterbewegungen! Schulterschütteln im Samba drückt aus: „Sieh her, ich bin!"

Musik: z. B. Gloria Estefan, Mi Tierra, Ayer

Nutzen Sie den Samba, um Ihren inneren Stolz wiederzugewinnen! Sie werden merken, dass sich auch Ihre innere Einstellung allein durch die Körperhaltung ändert. Dafür begeben Sie sich in eine aufrechte Körperposition: Die Füße stehen in Verlängerung der Hüften, die Knie sind locker, die Wirbelsäule ist angenehm aufrecht. Der Kopf schaut nach vorn. Der Atem fließt entspannt. Jetzt beginnen Ihre Schultern zu tanzen. Sie breiten Ihre Arme aus, die Ellenbogen sind locker gebeugt. In angenehmem Tempo bewegen Sie die Schultern vor und zurück. Das kann zunächst eine Schulter sein und dann die andere. Vielleicht auch erst immer nach vorne oder immer nach hinten, bis beides leicht geht. Später bewegen sich die Schultern vielleicht gegengleich und gemeinsam. Der Tanz ist ein Spiel mit dieser Bewegung der Schultern. Langsam, schnell, in einem selbstgefundenen Rhythmus tanzen die Schultern.

Afrikanische Hitze wärmt in der Neufindungszeit

Afrikanische Musik verlockt dazu, ganz aus sich heraus zu kommen

Heiß ist es fast überall in Afrika. Die Musik und Trommelrhythmen scheinen diese Hitze in sich aufzunehmen, die Tänzer so in Schwung zu bringen, dass der Schweiß an ihnen herunterrinnt. Diese Schwitzkuren reinigen von allem Ballast, der sich angesammelt hat, wie ein Besuch in der Sauna. Die Tänzer in Afrika begleiten ihre Tänze oft mit Gesang oder rhythmischen Rufen. Das verstärkt die reinigende Wirkung ihres Tanzes.

In den ersten Wochen nach der Geburt hatten Sie vielleicht manchmal Schweißausbrüche, erzeugt durch die hormonelle Umstellung. Und wie ist es jetzt? Geht es Ihnen wie vielen Frauen, haben Sie das Gefühl, Ihre Energie sei langsam aufgebraucht und sehnen Sie sich nach einem aufwärmenden Feuer? Frieren Sie manchmal durch den dauernden Schlafmangel? Vielleicht spüren Sie auch, dass die Hitze zwar da ist, sich jedoch irgendwo angestaut hat. Und möchten Sie manchmal einfach losschreien wie Ihr Baby, Frust und Erschöpfung herausrufen?

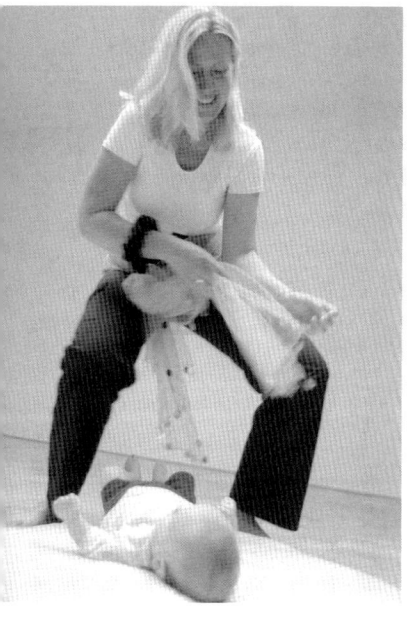

Afrikanischer Tanz stärkt während der Neufindung

Mit afrikanischer Musik können Sie sich auch ohne Saunagang kräftig aufheizen. Sie können gestaute Energien in Fluss bringen. Sie können sich besonders im Tanz zu afrikanischer Trommelmusik von körperlichen und gedanklichen Verspannungen befreien, die Sie gern loswerden möchten. Tipp: Wahrscheinlich wird Ihr Baby auch laute Töne von Ihnen ganz gelassen aufnehmen. Wenn Sie das Bedürfnis zu sehr lauten Schreien haben, aber ihr anwesendes Baby damit nicht beunruhigen möchten, singen Sie! Das mag es sicherlich gern.

Afrikanische Tanzbewegungen für die Wirbelsäule

Afrika ist ein großer Kontinent mit vielen Ländern und unterschiedlichen Kulturen, die auch unterschiedliche Tanzweisen hervorgebracht haben! Es gibt also viele verschiedene Arten des afrikanischen Tanzes. Typisch für afrikanische Tänze ist jedoch, dass die Wirbelsäule (siehe 5. Einladung) förmlich durchgewalkt wird. Gerade hier geht die Bewegung des ganzen Körpers bis in die Arme hinein, aus dem Becken heraus, und zwar aus der tiefsten Beckenbodenschicht um das Steißbein herum. Diese Tänze, bei denen die gesamte Wirbelsäule vom Steißbein aus bis in die Halswirbel hinein permanent und fließend bewegt wird, sind ideal für die Stärkung in der Neufindungsphase. Die Tänze aus einigen afrikanischen Regionen sind sehr raumgreifend und enthalten viele Sprünge. Nach der Geburt sind Sprünge wegen des schwachen Beckenbodens mit großer Vorsicht zu genießen. Andere Arten des afrikanischen Tanzes sind bodenbetont und beinhalten zum Teil auch stampfende Schrittkombinationen. Auch diese Erschütterungen für den Beckenboden in Verbindung mit breit aufgestellten Beinen sind für die Zeit der Beckenbodenschwäche ungeeignet.

Schütteln Sie sich frei mit afrikanischer Musik

Freitanzen mit afrikanischer Musik

Musik: z. B. Khadja Nin, Sambolera, Free

Die Musik lädt Sie ein einfach loszulegen mit Ihrem Tanz. Nehmen Sie sich die Zeit und den Raum, ganz für sich zu tanzen. Tanzen Sie durch den Raum, wirbeln Sie mit den Armen durch die Luft. Alles herauslassen, was da heraus will! Schütteln Sie alles, was weg soll, aus den Händen, Armen, Beinen und Füßen in die reinigende Luft. Seufzen, gähnen, singen, rufen, schreien! und befreien Sie sich im Tanz! Immer wieder, bis Sie spüren, dass Sie wieder Schönes aufnehmen können und wollen.

Das Becken aufheizen mit Trommelmusik

Trommelmusik lädt Ihr Becken auf

Musik: z. B. Guem et Zaka, Best of, L'Abeille

Die kraftvolle schnelle Trommelmusik lädt zu kräftigen Bewegungen ein. Sie bewegen Ihr Becken kräftig mit. Stellen Sie sich bei diesem Tanz vor, dass Sie mit dem Steißbein hin und her schaukeln. Wie beim Sambakippen kommen Ihre Bewegungen aus dem Wechsel von Spannen und Entspannen der Beckenbodenmuskeln, wobei der Schwerpunkt im Anspannen liegt. Gehen Sie so heftig mit dem Tempo mit, dass Sie immer noch den ständigen Wechsel von Spannung und Entspannung fühlen. Und auch ans Atmen denken. Wie wär's mit einem rhythmischen „Ho" beim Anspannen? So kräftigen Sie mit Sicherheit Ihre tiefen Beckenbodenmuskeln!

Kräftige Armbewegungen für die Brust

Armbewegungen befreien den Brustbereich

Musik: z. B. Khadja Nin, Sambolera, Wale Watu

Die fließende und doch kräftige Musik zieht Sie in die Bewegung hinein. Die Arme sind während des gesamten Tanzes angewinkelt. Sie bewegen die Arme so, dass sich abwechselnd die Hände und Unterarme vor Ihrer Brust treffen und ziehen dann die Arme so weit nach hinten, wie die Schulterblätter es zulassen. Vorne klatschen die Hände jedes Mal, wenn sie zusammenkommen. Jedes Mal wenn Sie die Arme nach hinten ziehen, begleiten Sie die Bewegung mit einem kräftigen „Ha!". Ganz von allein setzt sich diese kräftige Bewegung im Rücken über das Kreuz zum Becken fort. Im ständigen fließenden Wechsel finden Sie Ihren Rhythmus in der Musik. Vielleicht kommen irgendwann die Füße im Rhythmus von Klatschen und Rufen mit in Gang.

Dieser Tanz sorgt auf afrikanische Art für die Kräftigung des Rückens. Er spricht besonders den Brustwirbelbereich und die Brustmuskeln an. Er gibt neue Beweglichkeit im Brustbereich. Deshalb tut der Tanz besonders wohl, wenn Sie das Gefühl haben, dort durch Stillen und Tragen eingerostet zu sein.

Der Schlangentanz

Schlangenbewegungen sind gut für die Wirbelsäule

Musik: z. B. Guem et Zaka, Best of, La Foret Vierge

Dass es in Afrika Schlangen gibt, ist klar. Aber was haben Schlangen mit Frauen zu tun? In unserer christlich geprägten Kultur wird die Schlange mit den Verführungskünsten der Frau in Verbindung gebracht. Andererseits ist sie auch Sinnbild für Heilkunst, eine ursprünglich wohl auch weiblichen Domäne, weil nur Frauen in alter Zeit mit Geburten und Kinderaufzucht befasst waren. Haben Sie Lust die Schlange in sich zu wach zu rufen? Die Urwaldtrommeln bringen Sie in die passende Stimmung. Dabei kneten Sie die Wirbelsäule mitsamt den Schultern und dem Nacken in aller Ruhe genüsslich durch. Sie sind die Schlange, die jeden einzelnen Wirbel bewegen kann. Überall da, wo Sie sich verspannt fühlen, massiert dieser Tanz Ihre Wirbelsäule durch. Dabei immer wieder zischelnd aus-atmen, das verstärkt die gute Wirkung noch. Was gefällt Ihnen an sich als Schlange?

Die Schlangenbeschwörung

Werden nicht alle Mütter von Ihren Kindern in gewisser Weise beschworen? Sind Sie nicht fast jederzeit bereit, alles stehen und liegen zu lassen, wenn das Baby zeigt, dass es Sie braucht? Selbst Müttern mit erwachsenen Kindern geht es doch oft noch so, dass sie, wenn das Kind einmal Hilfe benötigt, ihr Leben wie selbstverständlich darauf einstellen. Dieser Tanz nimmt das Bild der Schlangen-beschwörung auf. Er ist eine bei Müttern und Babys sehr beliebte Variation des Schlangentanzes. Sie beide befinden sich auf dem Boden, Sie auf den Knien und Händen. Das Baby liegt vor Ihnen, so dass Sie beide sich anschauen können. Sie als Schlange lassen sich von Ihrem Baby durch seine Blicke und Bewegungen „beschwören" und kneten dabei Ihre Wirbelsäule überall da durch, wo Sie es gerade möchten. Auch die Schultern können sehr gut in dieser Position massiert werden. Den Nacken lockern Sie durch sanfte Kopfbewegungen.

Kurzprogramm für Eilige

„Let's twist again": Das 2 1/2 Minuten Programm

Zeit zum Tanzen ist immer da

Sie wären gern fitter, meinen aber, dass Sie nicht genügend Zeit zum Tanzen fin-den? Die Regelmäßigkeit und Intensität zählt, nicht die Länge Ihres Tanzes! Es gibt einen äußerst intensiven Tanz, der eigentlich alle Körperpartien anspricht, die in der Neufindungsphase gekräftigt werden sollen – Beckenboden, Bauch, Taille, Hüften, Beine, Po: das Twisten. Die Musikstücke von Elvis Presley und den anderen aus dieser Zeit des Rock'n Roll und Twist waren kurz, ca. zwei bis zwei-einhalb Minuten. Das hatte seinen Grund. Die Tänze erfordern so heftige Bewegungen, dass wenige Minuten Sie schon ganz schön in Schweiß bringen können. Wie wäre es mit einem täglichen Twist?

Was ist überhaupt Twist? Twisten ist das ständige Vor und Zurück der Hüften. Sie wechseln zwischen Twisten mit nach vorne gekippten Becken (mit „eingezo-genem" Steißbein) und Twisten mit locker gehaltenem Becken. Wenn Sie das Steißbein „einziehen", ist die Beckenbodenmuskulatur kräftig mitangespannt.

Haben Sie schon einmal Leute twisten gesehen oder es selbst ausprobiert? Früher habe ich mich immer gefragt, warum Sänger wie Elvis Presley beim Twisten ständig mit ihrem Körper rauf und runter und vor und zurück gingen und von einem Bein aufs andere twisteten. Sie waren so permanent mit Körper und Beinen zusätzlich in Bewegung. Als ich begann, das Twisten in die Neufindungskurse zu integrieren, bin ich zu der Auffassung gekommen, dass diese Tänzer wirklich klug waren. Was sexy und akrobatisch aussah, war die beste Prophylaxe gegen Seitenstiche. Probieren Sie es selbst aus: Sie werden merken, dass Sie das schnelle Twisten viel besser und ohne Seitenstiche aushal-ten, wenn Sie Ihren ganzen Körper dabei mitbewegen.

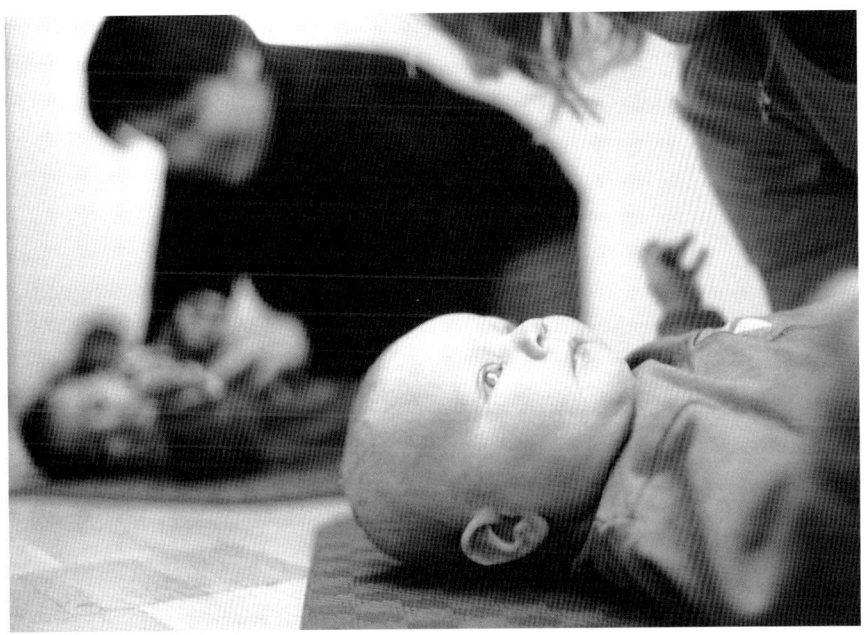

Noch etwas anderes machten Elvis und andere tanzende Sänger: Sie sangen
während sie twisteten. Auch so verhinderten sie die Seitenstiche, die durch die
schnelle Bewegung leicht entstehen können und wurden darüber hinaus auch
noch berühmt. Also beim Twisten auf jeden Fall den Atem fließen lassen und
mitsingen oder tönen, nach Herzenslust. Twisten können Sie übrigens auch zu
anderer Musik als den Oldies der 50er Jahre. Hauptsache sie ist schnell und
bringt Sie hinein ins Vergnügen.

Weiter tanzen

Zeit für sich und
Zeit zu zweit ist wichtig

Auch Mütter brauchen Zeit für sich

Irgendwann ist es so weit: Sie wollen endlich wieder einmal ausgehen. Allein, zu
zweit, mit Freunden. Ein paar Stunden ganz frei haben von jegliche Mutter-
verpflichtung. Trauen Sie Ihrem Baby ruhig zu, in liebevollen Händen eine kurze
Zeit ohne Sie klarzukommen. Auch Ihr Kind, Ihre Familie wird viel davon haben,
wenn Sie entspannt und fröhlich wieder nach Hause kommen. Wie wär's mit
Tanzen gehen? Mal wieder richtig austoben in der Disko. Dabei gleichzeitig
etwas für Ihr körperliches Wohlbefinden tun.

Wie wäre es mit einem regelmäßigen Frauentreff, vielleicht sogar mit anderen
Frauen, die geboren haben? Da muss nicht immer gekocht oder nur geredet
werden. Stühle zur Seite schieben und los geht's mit der Privatdisko. So werden
Sie gemeinsam fit. Vielleicht haben Sie Lust, die Ideen aus diesem Buch gemeinsam auszuprobieren!

You Sexy Thing, Hot Chocolate

Zusammen weggehen. Ein paar Stunden allein zu zweit. Spüren, dass es das auch noch gibt. Miteinander reden, sich austauschen. Zusammen Tanzen gehen, wenn Sie beide Lust dazu haben. Tanzen bedeutet, sich auch einmal wieder ganz anders, jenseits von Sprache, zu erleben. Sich vielleicht neu ineinander zu verlieben … Wie wär's mit einem regelmäßigen Tanzkurs?

Haben Sie jetzt richtig Lunte gerochen und möchten tiefer in das Thema Tanzen einsteigen? Regelmäßig ein bis zwei Stunden frei haben? Und der Vater vergnügt sich derweil endlich einmal ungestört mit Baby, ohne dass die Mutter hineinredet. Oder soll Tanzen Ihr gemeinsames Hobby werden? Wenn Sie sich schon wieder richtig erholt fühlen, dann werden Sie natürlich ganz allein und vom Spaß her entscheiden, in welche Richtung Sie tanzen möchten. Viele Frauen haben jedoch lange nach Geburten das Gefühl, dass der Beckenboden noch nicht wieder ganz stabil ist. Orientalischer Tanz, Samba und afrikanischer Tanz enthalten spezielle kräftigende Bewegungen, die ich bereits ausführlich beschrieben habe. Die folgenden Einschätzungen sollen die Wahl anderer Tanzrichtungen erleichtern. Diese Einschätzungen beziehen sich lediglich auf den Aspekt der typischen körperlichen Schwachstellen bei Frauen nach Geburten. Bei der Wahl der für Sie passenden Tanzrichtung bleibt Ihre Freude am Tanz entscheidend.

Freier und moderner Tanz

Viele Tanzrichtungen machen nicht nur Spaß, sondern sind auch gut für Ihren Körper

Es werden sehr unterschiedliche Partien des Körpers bearbeitet. Was in Tanzkursen geschieht, hängt ganz stark von der Kursleitung ab. Wenn Sie noch eine Schwäche im Beckenboden spüren, vermeiden Sie die schon beschriebenen belastenden Bewegungen wie Sprünge, Hopsen, breite Hockhaltungen.

Argentinischer Tango

Beim Tango geht es ganz wesentlich um aufrechte Körperhaltung und den Kontakt und die Beziehung im Paar! Zur Körperhaltung werden die Beckenboden- und Bauchmuskeln aktiviert. Die „Verwringungen" des Rumpfes sind nach der Geburt eine gute Lockerung des Rückens.

Flamenco

Auch beim Flamenco geht es besonders stark um Körperhaltung! Wie der Tango ist er ein Tanz mit viel Stolz! Die Flamencotänzerin tanzt zu rhythmischer Musik und kraftvollem Gesang. Die stampfenden Fußbewegungen sind für den geschwächten Beckenboden eine Belastung, deshalb achten Sie dabei gut auf den Beckenboden, bis er wieder ganz kräftig ist. Sehr gut für die verspannten Schultern sind die vielen Armbewegungen im Flamenco.

Salsa

Salsa ist ein schneller energievoller und lebensfroher Tanz mit vielen Drehungen, wodurch die Arme und Schultern kräftig bewegt werden. Im typischen Salsaschritt werden zwar die diagonale Bauchmuskulatur, die Gesäß- und Beinmuskeln gekräftigt, die Beckenbodenmuskeln werden aber viel weniger

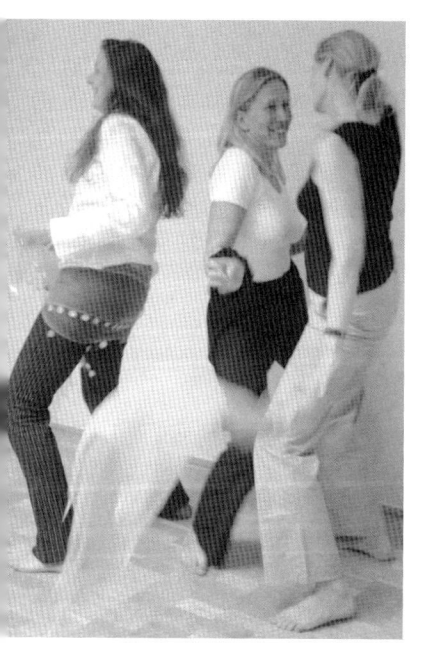

angesprochen als beim Samba oder afrikanischen Tanz. Dieser Tanz schadet dem Beckenboden nicht, kräftigt ihn aber auch nicht besonders.

Standardtänze und Latein

Die klassischen Paartänze Standard und Latein sind gut für den Kreislauf wie alle anderen Tänze auch. Der ganze Körper wird leicht bewegt. Auch die Körperhaltung ist wichtig und damit, in geringem Maß, auch die Aktivierung der Beckenboden- und Bauchmuskeln. Speziell für Beckenboden- oder Bauchmuskelkräftigung eignet sich diese Tanzrichtung nicht. Die Körperhaltung fordert das Hohlkreuz. Die durchgedrückten Beine in Verbindung mit Beckenbewegungen im Latein belasten die Hüften.

Mit dem Baby tanzen

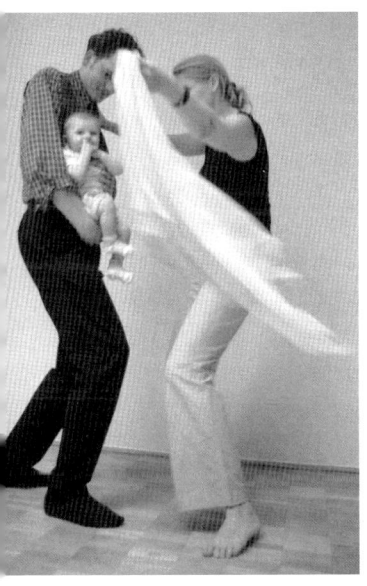

Babys tanzen gern und es tut ihnen gut

Neun Monate ist Ihr Baby im Mutterleib mit jeder Bewegung geschaukelt worden. Dabei war es ununterbrochen von Geräuschen umgeben. Herzschlag und Atmung waren als stetiger verlässlicher Rhythmus da. Es schaukelte mit Ihrer Atmung durch das sanfte Heben und Senken des Leibes in seinem kleinen eigenen Fruchtwassermeer auf und ab. Viele andere Geräusche in Ihrem Körper umgaben das Kind. Es kannte die Körpergeräusche seiner Mutter wie sonst niemand, nicht einmal Sie selbst. Und es hörte auch Geräusche von außen, Stimmen und Musik auf seine Weise. Es lebte in völliger Geborgenheit, total versorgt mit Nährstoffen und Sauerstoff und in wohligen Temperaturverhältnissen und in absoluter Sicherheit in der Gebärmutter. Es war eins mit der Mutter.

Mit der Geburt und damit der Trennung vom mütterlichen Körper beginnt das Kind plötzlich sämtliche Körperfunktionen selbst zu übernehmen. In den ersten Minuten beginnt seine eigene Sauerstoffversorgung durch Atmen, es stellt sich selbst auf den Wärmeausgleich ein. Bald nach der Geburt fordert der Körper Nahrungsaufnahme, es spurt erstmals Hunger- und Durstgefühle und die Verdauungsorgane beginnen zu arbeiten.

Durch sanften Umgang mit dem Baby kann es sich langsam an diese Welt gewöhnen. Dazu gehört in den ersten Stunden, dass es erst abgenabelt wird, wenn es nach einigen Minuten ganz von allein atmet. Dazu gehört, dass es auf dem nackten warmen Bauch von Mutter oder Vater gelegt wird, mit warmen Tüchern zugedeckt. Dazu gehören sanfte Berührungen, ruhiger behutsamer Umgang und nur die notwendigsten Handlungen, zu der zum Beispiel eine Säuberungsaktion nicht gehört, die Erstuntersuchung auf dem Bauch der Mutter oder des Vaters und gedämpftes Licht. Und sicher bemühen Sie sich auch weiterhin darum, behutsam mit ihm umzugehen. Aber die Umstellung auf das Leben in dieser Welt ist unumgänglich. Und unangenehme Empfindungen wie Hunger oder Verdauungsbeschwerden sind nicht zu vermeiden und gehören wie zum Menschsein gelegentliche Unzufriedenheit.

Das Baby wächst langsam in das neue Leben hinein. Die ganze Familie, in die es hineingeboren wurde, stellt sich auf das Leben mit dem neuen Familienmitglied ein. Nach den ersten Tagen und Wochen, die oft für alle mit überwältigenden Gefühlen verbunden waren, kommt mit der Zeit auch wieder der Alltag auf die Familie zu. Der neue Lebensrhythmus muss geregelt werden. Geld verdienen, Hausarbeit, vielleicht die Versorgung der anderen Kinder, Ämtergänge nehmen viel Zeit in Anspruch.

Babys brauchen viel Körperkontakt – gemeinsam tanzen ist eine schöne Möglichkeit dazu

Langsam gewöhnt das Baby sich auch an die körperliche Autonomie. Doch Kinder brauchen körperliche Nähe, liebevolle Zuwendung und Vertrauen gebende Sicherheit für ihr Gedeihen so sehr wie Nahrung und frische Luft. Natürlich werden Kinder bis zum Erwachsensein mit zunehmender Unabhängigkeit von den Eltern in der Lage sein, auch ihre Bedürfnisse selbst in die Hand zu nehmen. Säuglinge jedoch sind noch völlig abhängig davon, dass die Mutter, der Vater oder andere verlässliche Bezugspersonen ihnen Geborgenheit, Sicherheit und Zuwendung geben.

Tanzen unterstützt diese Gefühle. So wie es im Mutterleib getragen und geschaukelt wurde, erlebt das Baby jetzt beim Tanzen Ihre gemeinsame Bewegung in neuer Form. Der enge Körperkontakt gibt Geborgenheit und Sicherheit, die es auch weiterhin braucht. Tanzen bedeutet für Sie als Mutter oder Vater, sich dem Baby ganz zuzuwenden und der Freude, dass es da ist, Raum zu geben.

Tanzen mit dem Baby ist Aussteigen aus dem Alltagstrott

Wenn der Alltag und die Anstrengungen Sie überrollen, besteht die Gefahr, dass es in Ihrem Leben nur noch um Funktionieren und Bewältigen der Anforderungen geht. Wie viele Mütter und Väter geraten dann an den Rand der Verzweiflung, wenn das Baby nicht mitfunktioniert sondern durch Dauerschreien und Einschlafprobleme zeigt, dass etwas nicht stimmt. Spätestens jetzt muss etwas geschehen, das Sie alle aus dieser Lage herausholt. Tanzen mit dem Baby ist Aussteigen aus dem Alltagstrott. Und oft hilft Tanzen, aus schwierigen Situationen herauszukommen.

Mit dem Baby tanzen kann etwas sein, dass allen, die mittanzen, Spaß macht. Sich Zeit nehmen füreinander, jenseits von Pflichtprogrammen, ist für das gegenseitige Kennenlernen und Zusammenwachsen zur Familie wichtig.

Lassen Sie das Tanzen mit dem Baby zu einem immer wiederkehrenden kleinen Fest werden, am besten jeden Tag. Dabei muss es gar nicht lange sein, es genügen schon einige Minuten, in denen Sie sich ganz Ihrer gemeinsamen Freude widmen.

Die Bedürfnisse von Kindern wechseln sehr schnell. Wenn Ihr Kind nicht in der Stimmung sein sollte zu tanzen oder es genug davon hat, wird es Ihnen das deutlich zeigen. Dann probieren Sie es vielleicht am nächsten Tag wieder.

Es gibt viele Anlässe zu tanzen

Walzerrhythmus gefällt den meisten Babys besonders gut

Musik: *z. B. Enja, Shepherd Moons, Caribean Blue oder ein Wiener Walzer von J. Strauß*

So viele Monate haben Sie als Schwangere das Kind in Ihrem Bauch geschaukelt. Gönnen Sie doch sich und Ihrem Kind jetzt täglich einen leichten und fröhlichen Tanz. Das Baby braucht im Tagesablauf mit Sicherheit wiederkehrende Aktivitäten, die sein Leben von außen regeln. Und dieses Tanzritual ist eine schöne Angewohnheit, die Ihnen und dem Kind Freude schenkt. Besonders eignet sich ein sanfter Dreivierteltakt wie ein Walzerrhythmus. Auch Kindertänze und Reigen haben oft diesen Rhythmus. Babys mögen die Schwingungen, die dabei entstehen, sehr gern. Und der Rhythmus macht auch Ihre Stimmung heiter. Vielleicht finden Sie eine Musik, die Ihnen so gut gefällt, dass Sie für einige Zeit jeden Tag mit Ihrem Baby danach tanzen möchten. Vielleicht ist es Musik, die Sie während der Schwangerschaft gern gehört oder nach der Sie getanzt haben. Die bekannte Musik mit den Schaukelbewegungen mag die Erinnerung an diese Zeit wach halten und Sie beide begleiten.

Väter lernen ihr Kind tanzend noch besser kennen

Väter erleben beim Tanz mit dem Baby körperliche Nähe

Väter haben erst nach der Geburt Gelegenheit, intensive körperliche Nähe zum Baby zu erleben. Wenn die Mutter stillt, hat sie auch dann wieder eine ganz enge und intensive körperliche Beziehung zum Baby. Was bleibt für die Väter? Viele müssen bald wieder ins Arbeitsleben und werden mehr oder weniger Freizeitpapis. Und immer noch beherrschen die Mütter im allgemeinen das Baby-Versorgungsfeld. Männer trauen sich das oft nicht zu oder es wird Ihnen nicht zugetraut. Dabei ist Wickeln, Umziehen, passende Kleidung aussuchen, das Baby pflegen und versorgen, beruhigen und beschäftigen, eigentlich einfach Übungssache. Geben Sie als Mann sich dazu Gelegenheit! Tanzen ist eine schöne Art sich kennen zu lernen und näher zu kommen! Das wissen Sie aus anderen Liebesbeziehungen schließlich auch. Dabei entdecken Sie: Was gefällt dem Baby beim Tanzen? Gefällt es ihm und wie reagiert es auf die Bewegungen? Finden Sie selbst Spaß daran und entspannen Sie sich!

Wählen Sie irgendeine Musik, nach der Sie selbst gerade gern tanzen möchten. Sie tanzen auf Ihre ganz besondere Art mit dem Kind. Und so entwickelt sich eine ganz besondere, einmalige Beziehung. Denn Ihr Tanz mit dem Baby ist anders als der mit der Mutter oder anderen Personen. Vielleicht tanzen Sie wilder miteinander oder sanfter? Ihr Baby zeigt Ihnen, was es mag. Wenn Sie immer wieder zusammen tanzen, lernen Sie sich mehr und mehr kennen.

Geben Sie Ihrem Baby auch die Gelegenheit, noch mehr von Ihnen zu erleben, indem Sie beim Tanzen singen! Denn auch wenn Sie vielleicht meinen, Sie könnten nicht singen: Ihr Kind mag ihre Stimme und wird es genießen, dass Sie sich ihm so zuwenden!

Beruhigen und lindern mit Tanzen

Tanzen mit dem Baby hilft ihm bei Bauchschmerzen

Fast jedes Baby hat irgendwann in den ersten Monaten auch Bauchschmerzen. Manche Babys haben oft Schmerzen bei der Umstellung des Darms auf die Ernährung und leiden fast regelmäßig unter Blähungen. Sicherlich werden Sie von Ihrem Kinderarzt oder Ihrer Hebamme Tipps zur Vermeidung und Linderung wie auch sanfte Medizin bekommen haben. Oft ist jedoch für Sie als Eltern gar nicht klar, was das Baby eigentlich quält, wenn es schreit. Vielleicht ist es einfach wach und benötigt Nähe und Zuwendung? Wenn Ihr Kinderarzt Ihnen versichert hat, dass hinter dem Schreien keine Erkrankung steckt, ist es das Wichtigste, in diesen Situationen, die ja auch Stunden dauern können, zu versuchen selbst ruhig zu bleiben. Das ist schwierig, denn das Schreien bringt ja auch Sie zur Verzweiflung. Doch das Baby kann in dem Moment nicht anders, es ist hilflos der Situation ausgeliefert und braucht Ihre Wärme und Liebe.

Tanzen hilft Ihnen und dem Baby! Die Bewegungen und die Musik lenken ab.

Blähungen oder hartnäckiges Aufstoßen lockern sich durchs Tanzen. Es lenkt auch vom Schluckauf ab. Warten Sie nicht, bis das Kind schon ganz außer sich ist sondern beginnen Sie mit dem Tanzen, wenn der Anfall beginnt.

Suchen Sie eine Musik, die geeignet ist, Sie selbst aus der Anspannung herauszuholen. Tanzen Sie mit ihm so zart und so beschwingt, wie es Ihnen beiden gut tut.

Gemeinsam tanzen – der etwas andere Familienabend!

Gemeinsam tanzen bringt allen Spaß und Entspannung

Bis vor kurzem konnten Sie über Ihre Freizeit selbst bestimmen und auch die Abende zu zweit gestalten. Jetzt ist das Baby da, und es braucht wahrscheinlich einige Monate, bis es sich auf den Tag- und Nachtrhythmus eingestellt hat. Erst mit etwa sechs Monaten ist der Körper eines Kindes zur regelmäßigen Nachtruhe bereit. Das ist für Sie eine große Umstellung, die oft bedeutet, dass Ihre Hoffnung auf einen ruhigen gemütlichen Abend sich nicht erfüllt.

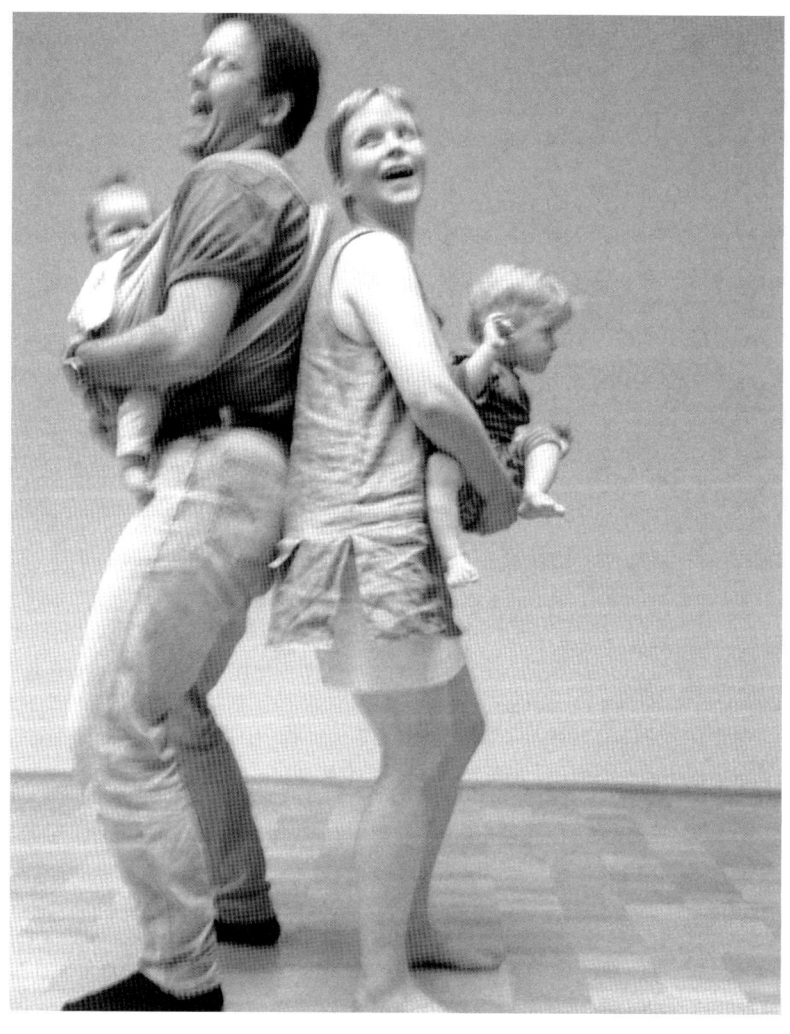

Ärgern Sie sich nicht, lassen Sie sich stattdessen auf diese Zeit ein und beginnen Sie zur Abwechslung zusammen zu tanzen. Mit Tanzen haben Sie alle Spaß, Sie bewegen sich, genießen Musik, entspannen sich gemeinsam.

Verschiedene Möglichkeiten mit Ihrem Baby zu tanzen

Im Arm halten

Es liegt nah, das Baby einfach in den Armen zu halten. Wenn das Kind noch relativ leicht ist und bei kurzen Tänzen ist das Gewicht kein Problem. Manchmal mögen Babys es, ganz fest gehalten zu werden. Ein anderes Mal möchten sie wachen und aufmerksamen Auges dabei gucken oder von Ihren Armen noch zusätzlich bewegt werden.

Bei Blähungen ist die liegende Position oft am angenehmsten fürs Baby, bei Schluckauf oder zum Aufstoßen sollte es aufrecht gehalten werden. Das gilt auch für Kinder, die leicht spucken.

Wenn Ihr Baby unruhig ist, hilft es wahrscheinlich am besten, wenn Sie das Baby mit fester Sanftheit in die Arme nehmen. Auch wenn es zunächst noch heftig strampelt, halten Sie es einige Minuten so, natürlich ohne ihm weh zu tun. Achten Sie darauf, dass Sie selbst Ihren Atem fließen lassen. Mit Ihrem Stöhnen und Seufzen helfen Sie dem Baby zusätzlich, weil Sie dadurch die Anspannung für Sie beide loslassen. Wahrscheinlich wird es schnell die Sicherheit und Körpernähe genießen. Mit der Zeit, wenn Sie beide entspannter geworden sind, wird Ihr fester Halt vielleicht lockerer werden. Und Sie können im gemeinsamen Tanz wieder Kraft schöpfen.

Die Fliegerhaltung

Vielleicht kennen Sie den so genannten Fliegergriff für die ersten Wochen und Monate nach der Geburt? Er eignet sich wunderbar zum Tanzen. Sie legen das Baby mit dem Bauch auf Ihren Unterarm, so dass der Kopf zum Ellenbogen gerichtet ist und seine Beine und Arme frei sind. Dadurch geben Sie mit dem Unterarm festen Halt für den Bauch und wärmen ihn gleichzeitig. Deshalb erleichtert der Fliegergriff besonders bei Blähungen. Direkt nach der Mahlzeit sowie für „Speikinder" ist er ungeeignet.

Auf dem Ball tanzen

Für erschöpfte Mütter und Väter eignet sich der Tanz auf dem Ball. Sie können sich ausruhen. Die sanften Schwingungen erfreuen das Baby.

Mit Tragehilfen tanzen

Tragetücher oder Tragesäcke entlasten nicht nur Ihre Arme sondern auch den Rücken. Das Gewicht des Babys verteilt sich besser. Deshalb ist es besonders beim schwereren Baby eine Wohltat damit zu tanzen, und auch im Alltag ist es eine große Hilfe. Wenn das Baby durch das Tuch gehalten wird, haben Sie die Arme frei beim Tanzen! Sie können sich frei bewegen. Mit dem Kind im Tragetuch kann es einen schönen Tanz zu dritt geben!

Im Arm gehalten fühlt sich das Baby geborgen

Die Fliegerhaltung ist gut für Babys mit Bauchschmerzen

Zum Schluss

Ich lobe den Tanz

*Denn er befreit den Menschen
von der Schwere der Dinge,
bindet den Vereinzelten
zur Gemeinschaft*

*Ich lobe den Tanz,
der alles fordert und fördert,
Gesundheit und klaren Geist
und eine beschwingte Seele.*

*Tanz ist Verwandlung
des Raumes, der Zeit,
des Menschen,
der dauernd in Gefahr ist,
zu zerfallen, ganz Hirn,
Wille oder Gefühl zu werden.*

*Der Tanz dagegen fordert
den ganzen Menschen,
der in der Mitte verankert ist,
der nicht besessen ist
von der Begehrlichkeit nach
Menschen
und Dingen und von der
Dämonie
der Verlassenheit im eigenen
Ich.*

Ich lobe den Tanz.

*O Mensch, lerne tanzen!
Sonst wissen die Engel
im Himmel mit dir
nichts anzufangen.*

Mit diesem Buch habe ich Sie tanzend durch die Lebensphase rund um das Kinderkriegen geleitet. Ich habe Ihnen meine Ideen und Gedanken dazu ausgebreitet. Tanzen ist sicher kein Allheilmittel, das in jeder Situation wirkt oder das Passende ist. Doch Tanz ist eben viel mehr als körperliche Betätigung. Letztlich steckt hinter der Idee des Tanzens auch die Ansicht, dass der Tanz des Lebens uns Menschen mit Dimensionen verbindet, die im Alltag schnell verloren gehen. Wäre die Welt eine bessere, wenn die Menschen mehr tanzen würden?
Meine Einstellung dazu gibt das nebenstehende Gedicht von Augustinus, einem bedeutenden Philosophen und Mönch im Mittelalter, wieder.

Musik zum Tanzen

Die folgenden CDs habe ich fast alle im Buch verwendet. Musik ist Geschmackssache und das Angebot ändert sich ständig. Nehmen Sie die Ideen zur Erleichterung Ihrer Suche nach der für Sie passenden Auswahl.

Orient und Türkei
Khaled, Hafla, 1998; Cheikha Rimitti, Nour, 1999; Brian Keane & Omar Faruk Tekbikek, Beyond The Sky, 1992 Tarkan, Tarkan, 1998

Afrika
Khadja Nin, Sambolera, 1998; Angelique Kidjo, Logozo, 1991;

Yousssou N'Dour, The Guide, 1994; Cesaria Evora, Café Atlantico, 1999

Trommelmusik
Guem et Zaka, Best of Percussion, Brent Lewis, Earth Tribe Rhythms, 1990; Gabrielle Roth & The Mirrors, Luna; Afro Celtic Sound System Volume 2: Release, 1999

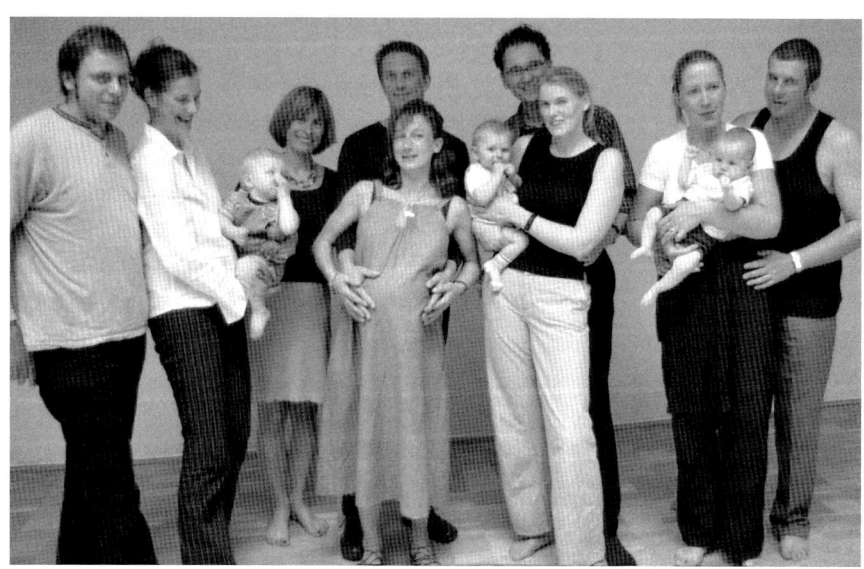

Lateinamerika

Gloria Estefan, Mi Tierra, 1993; Gypsy Kings, 1987; Buena Vista Social Club, 1997; Putumayo World Music, Cuba, 1999; Para Ti, Flamenco Nuevo, 1999

Brasilien

Carlinhos Brown, Bahia Do Mundo, 2001; Daniela Mercury, Feijão Com Arroz, 1996; The Rhythm Of Brasil, 1996

Entspannung

Andreas Vollenweider, Behind The Gardens – Behind The Wall – Under The Tree, 1981; Andreas Vollenweider, Caverna Magica, 1981; Kenny G, Greatest Hits, 1997; Enja, Shepherd Moons, 1992; In Existence, Beautiful World, 1994; Dead Can Dance, 1988;

Loreena Mc Kennitt, The Book Of Secrets, 1997

Popmusik

Divas Live, 1998; Jennifer Lopez, On The 6, 1999; Morcheeba, Fragments of Freedom, 2000; Ricky Martin, Vuelve, 1998; Tina Turner, Foreign Affair, 1989; Lighthouse Family, Ocean Drive,

Klassische Musik

George Bizet, Carmen; Johann Pachelbel, Canon; Antonio Vivaldi, Die vier Jahreszeiten; Johann Strauß, Walzer

(Werdende) Väter

Pur, Mächtig viel Theater, Wenn Du da bist, 1998; Reinhard Mey, Mein Apfelbäumchen, 1989

Adressen

Wenn Sie sich weiter mit Tanzen beschäftigen möchten oder Hinweise darauf suchen, wohin Sie sich wenden können, um Anregungen zu finden:

Bund Deutscher Hebammen
www.bdh.de
Postfach 1724, D-76006 Karlsruhe

Bund Freiberuflicher Hebammen
Am Alten Nordkanal 9, D- 41748 Viersen

Österreichisches Hebammenforum
www.hebammen.at Postfach 438, A-1061 Wien

Schweizerischer Hebammenverband
www.sage-femme.ch, Flurstr. 26, CH-3000 Bern 22

Initiativ Liewensufank
www.liewensufank.lu
20, rue de Contern, L-5955 Itzig

Praxis dreiklang
Kristin Adamaszek
und Hartmut Brockmann
drcikl@uni-bremen.de
Parkstr. 116 a, D-28209 Bremen

Literatur

Braun, Rudolf und Gugerli, David: Macht des Tanzes – Tanz der Mächtigen. München, 1993
Buonaventura, Wendy: Die Schlange vom Nil – Frauen und Tanz im Orient. Hamburg, 1990
Franklin, Eric N.: Befreite Körper. Kirchzarten bei Freiburg, 1996
Hölter, Gerd; Petzhold, Hilarion; Willke , Elke: Tanztherapie – Theorie und Praxis.
   Paderborn, 1991
Hoffman, Kaye: Tanz und Trance. München, 1993
Moscovici, Hadassa K.: Vor Freude tanzen, vor Jammer halb in Stücke gehn. Hamburg, 1989
Peter-Bolaender, Martina: Tanz und Imagination. Paderborn, 1990
Roth, Gabrielle: Leben ist Bewegung. München, 1997
Wigman, Mary: Die Sprache des Tanzes. Stuttgart, 1963

Register